JN269805

大・大往生

装丁　泉沢光雄

はじめに

ユーモアをいっぱいにあふれさせて死を語ってみたいと思った。

必要以上に怖がったり
必要以上に避けたり、逃げたりすればするほど
つらくて、苦しくて、悲しい
臨終の場面が来てしまう。
医師としてそんな経験をたくさんしてきた。

笑って、泣いて、笑って
「死」の話を読みすすめるうちに
生きる勇気がわいてきたらいいなと
思いながら、この本を作った。
たくさんの人が大往生できるようになったら、
うれしい。

大・大往生

目次

大・大往生

目次

はじめに 3

第1章 死を受け止めるための練習

1 自分らしく死ぬための準備 12
2 夢の由布院へ旅立った男 22
3 ウォーミングアップ 26
4 カマタの遺言 31
5 遺言への思い 38
6 死んだ後のことぐらいは自分で決めよう 42

第2章 覚悟、納得、受容が死の恐怖を軽くする

1 永六輔さんの覚悟 48
2 死ぬ「覚悟」を決めたら病気が消えた 53
3 介護を通して死を「受容」する 60
4 人生に「納得」する 67
5 冥途の土産 71
6 自分の死を横に置いて、人を助ける 78

第3章 死を支える

1 命を賭けたくなるときがあってもいい 88
2 死ぬ前に一発ユーモアをかましたい 93
3 死を看取れる医者を育てる 99
4 ひとりの青年が遺してくれた「心の財産」 103

5 働くことと愛すること 107
6 自殺者が減ってきた 111
7 死の伝承 117
8「温泉に浸かっている」ような幸せ 122

第4章 ジタバタしない

1 この国を守るための覚悟「福島原発行動隊」 128
2 命をつなぐ「再生ピアノ」 135
3 役に立つ生き方 150
4 命と絵本 154
5 映画が語る生と死 158
6 死を受け入れる前に大切なことがある 166

7 性の中にある生と死 173
8 すべての命が愛おしい 177
9 それでも人は生きていく 182
10 絶望の中を生き抜くために新しい家族ができた 191

第5章 人生の幸せな終え方

1 死に立ち向かう方法はひとつではない 198
2 死を受け止める予行演習 202
3 人生を豊かにしてくれる友 208
4 青春グラフィティ 212
5 オレたちは先が短いから、うまいものを食う権利がある 218

6 葬式は丸投げしない 224
7 病院で「最後の親子風呂」 231
8 泣きながら食べたロールケーキ 236
9 立っておしっこができなきゃ、菅原文太はダメなんだ 241

おわりに 249

第1章

死を受け止めるための練習

1　自分らしく死ぬための準備

死は謎に満ちている。

死んでいく人が、その直前に死の世界に入っていく状況を記録したりルポしたりできないからだ。分からないから、なんだか怖いのである。

死ぬときは、どんな気持ちで、苦しみがあるのかないのか。

死んだ後はどこへ行くのか、誰も分からない。分からないけれど、必ず人は死ぬ。

怖いから死から目をそらしたりしたくなる。

しかし、江戸後期に人気を誇った歌舞伎狂言作者、鶴屋南北（4代目）は、自分の死すらもおどけて見せた。

葬式が執《と》り行なわれる寺の門前には三味線弾きを置き、酒をたんとふるまった。

死の門出を祝い、南北最後の台本が配られた。

「いよいよ老衰し、あの世に呼ばれ、辞退はしたが、寿命は変えることができず、あの世に行きます」

社会の常識や権力に屈しなかった南北らしい、「死」にも負けないぞという心意気があふれている。

僕が住んでいる長野県茅野市《ちの》は、かつて縄文時代に縄文銀座とでも呼ばれるような、日本で最も人口密度が高い地域だった。日本最古の国宝『縄文のビーナス』も茅野市の棚畑《たなばたけ》遺跡から出土している。そこから500メートルしか離れていない中ッ原《なかっぱら》遺跡では、重要文化財『仮面の女神』という土偶《どぐう》も見つかっている。

他にも大型の翡翠《ひすい》や土偶が遺体と一緒に埋められていた。

人々が住んでいた地域一帯に墓地が作られていたのは、縄文人は常に死を意識し、生と死を区切らずに連続の中でとらえていたからだろう。生の中に死があり、死の中に生があることを、受け止めていたように思う。

そんな縄文の里、茅野市の諏訪中央病院に地域医療をやりたいと夢見て居を移したのが1974年。短命で不健康、医療費が高かった地域が、みんなの努力で、日本でも有数の健康で長寿の地域になった。

検診を受けることをすすめたり、年間80回にも及ぶ健康づくり運動を行なって、生活習慣を変え始めた。減塩したり、繊維を多くとったり、1日1回は、魚を食べることで、日本中から注目されるような健康で長寿の地域になり始めた。平均寿命も1位だが、がんの年齢調整死亡率も男女ともに、断トツの1位になった。

そんな初期の運動の中で中心的な役割を果たしていたヘルスボランティア「保健補導員」の副会長がスキルスがんで亡くなった。

発見の難しいがんである。働きざかりの若い人に多く、実は見つかっても助からないケースが多いと言われている厄介ながんだ。この副会長は、毎年、地域でやっている胃がん検診を受けていた。検診で発見され、手術をしたのに、半年後に亡くなってしまったのである。

検診で見つかれば、多くは早期胃がんで助けられると、検診を受診することをすすめていたのに——。地域では検診しても意味がないんだ、という沈鬱《ちんうつ》ムードになってきた。

それを受けて保健師さんたちが動きだした。「みつめてみよう私たちの命」というシンポジウムを開いた。年末の忙しい最中だったが、たくさんの市民が集まった。開業医や病院の勤務医、寺の住職、教会の牧師、そして市民がシンポジストとなり「必ず訪れる死」について白熱討論を繰り広げた。

健康で長生きを目指してきた地域で、初めてターミナルケアの勉強会が自然発生的にできたのである。

会は、午後1時から始まり、夜まで続いた。そして、この日の結論が導きだされた。

「検診は大事。これからもみんなで、検診を受けるような空気を作ろう。しかしどんな検診も完璧ではない。検診を受ければ助かる確率は高くなるが、すべてが助かるわけではない。それでも早期発見を心がけ、がんに負けないようにしよう」と同時に、「人間はいつか死ぬ」ということを地域で勉強していこうと方向づけられた。

この頃から毎年、200〜300人のヘルスボランティアの保健補導員が養成されるようになっていた。1年間、指名された人が健康の勉強をしたり、保健師さんの手伝いをする。

長生きの勉強を続けた彼女らは、年末最後の保健補導員大会では、必ずターミナルケアの勉強をするようになった。これまでに、保健補導員の経験者は8000人を超えた。健康づくりも一生懸命行なうが、人間はいつか必ず死ぬということも意識する町に生まれ変わったのだ。

僕らは、小さな町の病院に緩和ケア病棟を作り、住民と共に死の勉強も続けてきた。そこで実感したことは、「死んだ後は後悔してもしきれない。死ぬ前にやりたいことをやった方がいい」「自分らしく生きた人の方が死を受け入れやすい」ということだった。

緩和ケア病棟に入ってくる患者さんは、近々に死ぬことを告知されている。しかし、多くの患者さんは、理学療法士や作業療法士によるリハビリ指導を受けて「今日よりは明日良くなる」ことを目指して、必死に取り組んでいる。

良くなったら、もう一度家に帰りたい、家族と旅行に行きたいと夢を持っているのだ。

ハルさんは90歳。ひとり暮らし。乳がんで肺に転移があった。肺の転移が進行し、肺リンパ管症になり呼吸困難が起きた。意識も朦朧《もうろう》としてきた。もう助からない、という説明を受けて自分で緩和ケア病棟を希望してやってきた。そこでステロイド治療とペイン・コントロールを試してみると、これが劇的に効いた。がんが良くなるわけではないので、寿命は延びないが、息苦しさと痛みがとれて、がぜん元気になった。そして自分の苦労の多かった人生を語りだした。

ハルさんに子どもはいなかった。が、それでは寂しいからと養子縁組をしたという。息子になってくれた人は優しい人だった。息子は結婚し、やがて子どもができた。ハルさんにとって初孫だった。新しいつながりの中でハルさんは幸せだった。

しかし、息子は若くしてハルさんより先に病死した。

悲しかったが、嫁とも仲が良かったハルさんは、嫁がきちんと生活できるように支えた。孫が成長して、東京に出ていくときは、その生活の支援もした。

「血はつながってないけれど、うちは幸せなことに、みんな仲がいい」

自分に万が一、何かあったときには、持っているものをどう処分したらいいかを伝えてある、と話した。

　緩和ケア病棟でハルさんが治療を続けているうちに、瓜《うり》を漬ける時期になった。自分がもう瓜を食べられないことは分かっているが、嫁や孫に瓜を食べさせてあげたいという。

　酸素ボンベを引きずりながら歩く練習を始めた。「家に帰って瓜を漬けたい」と思いを口にした。

『夜と霧』を書いた精神科医のヴィクトール・E・フランクルは、どんな状況に陥っても、人間には、それぞれ「生きる意味」があると言っている。その通りだ。

　しかし、日が変わると、気持ちも変わる。

「いや、もういい」とあきらめの境地になったり、日ごとにやりたいことがコロコロ変わり、心が動揺していることがよく分かった。

　僕は「リハビリが苦しかったら、やめてもいいよ」と話した。するとハルさんは「リハビリは張り合いになるんです。もう一度家に帰りたいので、続けます」と言う。

　自己決定が大事。ハルさんが家に帰ると言いだす日を僕たちは、じっと待つ。

　ハルさんの病状は、さらに進行していった。

　それでもハルさんは歯を食いしばってリハビリを続けた。

ある日、迷っていたハルさんは、決断した。

「瓜を漬けに帰るぞ」

ハルさんの言葉を聞いて、お嫁さんも東京の孫も帰ってきて、〝瓜漬け〟の準備に入った。家をきれいにしてハルさんを受け入れる態勢をとる。病院では、若い主治医たちと看護師、理学療法士が付き添うことになった。

ハルさんは、ついに我が家へ帰った。お嫁さんに、瓜の漬け方を教え、家の中の整理、捨てるものを指示し、残りは家のみんなに任せるとした。

すでにこのとき、ハルさんのがんは肺に広がり、外出できるぎりぎりの状況だった。ハルさんは動物的なカンで、最期のときが迫っていたのが分かっていたのではなかろうか。

それから5日ほどしてハルさんは穏やかに亡くなった。瓜を食べるたびに、家族はハルさんの優しい心を思いだすだろう。死はけっして終わりではないのだ。

秀じいさんは、歯肉がんで、中程度の認知症がある86歳。

緩和ケア病棟に来るまでは、イライラして怒りん坊だった。周りの人たちが疲れてしまった。それが病棟に来て笑顔が出るようになった。

昔の話は得意である。

自分が腕のいい鍛冶《かじ》職人だったことを滔々《とうとう》と語るが、今朝何を食べたかはまったく覚えていない。まだらボケだ。多くの認知症の人と同じで、うれしいとか、悲しいとか、苦しいとかは分かる。僕の経験では、最後まで感情はそのまま残っていることが多い。

「ここに来て、痛みをとってもらったから楽になった」とニコニコ笑う。

僕が回診に行くと気をつかってくれる。椅子を集めてきては、僕や研修医たちに「座りなさい」とすすめる。ちぐはぐなのだが、まだら状にいいところが残っていた。

仏様のような笑顔を見ていると、本人はがんもボケもちっとも怖くはないのだろうと思う。

30年近く乳がんと闘ってきた78歳のハナコさんが入院してきた。

他所の病院の紹介だった。乳がんは、再発、再々発をして肺や骨にまで転移していた。あまりに痛くて苦しくて、それまで1か月間も十分に食事がとれていなかった。

そんなハナコさんに緩和ケア病棟の看護師がかき氷をすすめた。諏訪中央病院のかき氷は、日本一の呼び声が高い沖縄の「新垣ぜんざい」にも匹敵《ひってき》するほどにおいしい。レモン、メロン、イチゴ味の中で、ハナコさんはレモン味を選んだ。それを「おいしい、おいしい」と食べるハナコさんの姿を見て家族は喜んだ。

人間の赤ちゃんが生まれるときは助産師が必要だ。急なお産の場合、助産師さんの立会いなしで無事に生まれることもあるが、多くの場合、助産師がいることによって、赤ちゃんとお母さんの命を守りながら、苦痛を減らした出産ができるようになった。

だから同じように、人間が死ぬときも、ほんのわずかでもいいから、体と心と魂を支えてくれる温かな環境があると死は怖くなくなると思う。

助産師のようなプロが存在していると、死は怖くなくなる。

急激な近代化の中で、日本人は孤独な死や悲惨な死、後悔に満ちた死をたくさん見てきた。だから死のことなんて考えたくないのだ。

死に触れるのもイヤ。そうなるとますます悪循環である。

死ぬときは、こんなふうに死にたいと、1回家族と話し合ってみたらどうだろう。話し合うだけでも一歩前進。家族の中で死が身近になり、ウォーミングアップになる。死は必ずやってきてしまうのだから、死から逃げないことが大事。

自分で死をデザインすればいいのだ。

緩和ケア病棟に来てから、ハナコさんの痛みは信じられないほど楽になった。

ハナコさんは、以前はピアノの先生をしており、田舎ではインテリの部類に入る。最後の最後まで自分らしくありたいと、緩和ケア病棟を選んで入院してきた。

2週間後、ハナコさんは静かに息を引き取った。ハナコさんも家族も最後まで死を恐れなかった。

ハナコさんが僕に笑って言った。

「ずっと、がんと闘ってきた。もう十分です。がんも死も怖くない。もともと怖かったのは、苦しむことだけ。これまで本当に苦しかったけれど、ここに来られて良かった。とてもうれしい気持ちなんです」

南北と同じで、来るなら来てみろ、怖くはないぞ、そんな気概がにじむ。無茶な抵抗もしなければ、死に蹂躙《じゅうりん》されることもない。あくまでも自分らしく、最後までたんたんと生きること。それはそんなに難しいことではないと思う。

大西洋を単独飛行したリンドバーグは、死を前に「死は最後の冒険」と言った。たんたんとイキイキと、そしてほんの少しハラハラしながら初めての死へ向かっていけばいいと思う。

いずれ僕にも死は訪れるが、それまで緩和ケア病棟でいい死を支えていきたい。それが僕の仕事だから――。

2　夢の由布院へ旅立った男

65歳の男が諏訪中央病院の緩和ケア病棟に入院していた。膵臓がん。すでに肺にも転移があり、がん性の胸膜炎が起きていた。常時呼吸困難に襲われる。男は、自らの状態をすべて分かっていた。

自閉症などの病と闘っている若者たちが、小麦や花を育て、パンを作りながら自活を試みるグループホームなどを持つ施設が八ヶ岳の麓《ふもと》、山梨県長坂《ながさか》にある。男はその管理棟「八ヶ岳ハウス」の管理人をしていた。

人間的な魅力にあふれた人だった。自分は苦しいのに、夜勤の看護師さんのメンバーの中に妊婦さんがいると、

「看護師さんの手を煩《わずら》わせないように、今晩はできるだけ自分たち夫婦で工夫しよう」

2か月近くずっと寝泊りしてつきっきりで看護に当たる奥さんに、男はそう声をかけた。

みんなに優しかった。

病棟の看護師が男の誕生日の寄せ書きに言葉を添えた。

「私のお父さんになってもらいたい」

みんなこの男に魅せられる。

在宅医療部門の部長の高木宏明先生と緩和ケア科部長、原毅《つよし》先生が男のダブル主治医だった。男は主治医たちとも強い絆《きずな》を築いていた。

ベテラン内科医の高木先生は担当患者数も多く、病院内ではたくさんの委員会の責任者も務めていて、ものすごく忙しい。そんな高木先生が夜遅くになって、緩和ケア病棟の男に電話を入れた。

「もう消灯の時間だけど、これから行ってもいいかな」

男と奥さんは「大歓迎！」と答えた。

一日中病棟を走り回り、疲れている高木先生と膵臓がんで肺に転移していて息苦しいはずの男が大笑いをしている。

共通の趣味の大型バイクの話で30分近くも盛り上がっていた。

男はこれまで奥さんと一緒に日本中を旅してきた。今年1月、男がこんなことを呟《つぶや》いた。

「九州にはあまり行ってないなあ。一度でいいから由布院に行ってみたかったよ」

死を意識しながらも、希望を捨てないことが大事だ。男の言葉を原先生は聞き逃さなかった。

「僕は九州の出身で、由布院には旅館をやっている知人もいます」

夫婦は、原先生に同行してもらって由布院に行くことを決めた。

旅行は3月11日から2泊3日。松本空港から福岡までは飛行機。原先生の友人に車で迎えに来てもらって由布院に向かう段取りだ。2月に入ると、点滴も酸素ボンベも持っていけるよう、原先生は綿密な計画を立てた。男が言った。

「万が一、旅行中に亡くなることがあったら、病院は非難されるかもしれない。同行する原先生も困るし、院長だって困るはず。それなのにどこからもブレーキがかからない。この病院はすごいなあ」

これは諏訪中央病院に脈々と続く文化だ。

効率や経営よりも大事なものがある。患者さんのために何かしようとしているときに、横槍を入れない文化を僕たちは作ってきた。

どんな服を着て、どこで何をするか。

夫婦は高揚感でいっぱいだった。

しかし2月末から男の呼吸の状態が激しく悪化した。血圧も下がりだした。しかし、苦しい状況の中でも男は笑顔を忘れなかった。

「もう十分です。夢だった旅は中止しましょう」

原先生と僕は応じた。

「中止はしない。延期、延期。少し良くなったら、夢を達成しよう」

男は笑って、納得のコックリをした。

日本中の病院で氾濫《はんらん》している言葉がある。

「もう何もすることがありません」と末期がんの患者さんに言ってしまう。

ひどい病院は「ほかの人が入院を待っているので出てほしい」

たくさんの患者さんが不信と不安の中で死んでいく。

患者さんが生きている限り、することがないなんてことはないのだ。最後の最後まで、僕たち医者も患者さんも夢を持ち続けることはできる。

奥さんも原先生も僕も、みんな先行きが暗いことを分かっているが、夢を失わなかった。

しかし、男は3月11日、最期のときを迎えた。病院には旅先で着るための素敵な和服も用意されていた。

「3月11日は、原先生と3人で由布院に旅立つ日でした。由布院に着ていくつもりだった服を夫に着せてあげたい」

と奥さんが言いだした。

男のことをお父さんと慕った看護師たちが、奥さんと共に男の体をきれいにし、由布院への旅支度をした。

いま頃、男は、あの世で由布院の温泉に浸《つ》かっているのではないだろうか。長い間、よくがんばりました。僕はそう声をかけた。

3　ウォーミングアップ

何でも肩ならしが大切だ。

肩を温めておかなければ、快速球は投げられない。死だって同じだ。ウォーミングアップが大事。

関西から末期がんのおばあちゃんが入院してきた。娘さんは、松本市在住。

本人が諏訪中央病院に入院したいという強い希望があるだけではなく、娘さんも温かい医療の中で最期を看取ってあげたいという思いを持っていた。二人の意見は一致した。

娘さんは松本市から毎日お見舞いに駆けつけた。

そんなおばあちゃんは好奇心が旺盛で、わざわざ関西から信州まで来たのも地方病院の緩和ケア病棟に興味があったからみたいだった。

自分のがんの状態もよく理解していた。がんはすでに体中に転移していた。

信州のことをあまり知らないというので、僕は回診のたびに、信州のすばらしさを語った。

僕は、おばあちゃんの話をよく聞いた。

医師が話を聞くことは、患者さんにとって力になる。だから僕はおばあちゃんの話を熱心に聞いた。おばあちゃんは、それまでいくつもの病院を回ってきていた。

「もっと早く、この病院に来ていれば良かった」ともらした。

「病院から見える八ヶ岳の端っこにある車山《くるまやま》には、6月初めから7月にかけて、ニッコウキスゲが咲きます。山一面が真っ黄色になるんですよ。それはそれは美しい景色です」

そう僕は自慢した。するとおばあちゃんは目を輝かせた。

廊下に出ると、娘さんが待っていた。目は潤《うる》んでいた。

「先生、母を車山に連れていってあげたいと思います」

「いいですね。もちろん病院は全力でお手伝いします」

すぐに話し合いが始まった。6月30日に決行することが決まった。あいにく天気予報は雨。緩和ケア病棟の原部長と研修医と看護師が付き添うことになった。みんなでテルテル坊主を作って当日を待った。

当日は、小雨。

ここで迷った。行くべきか、とどまるべきか。さらに研修医には急患が入り、行けなくなった。娘さんは、おばあちゃんの好きなうなぎ弁当をスタッフの分まで用意していた。

「ピクニックに出かける気分で行きませんか」

娘さんに促されて行くことに決めた。

おばあちゃんは、車の中で3回吐いた。

ここでもみんなは迷った。中止か、続行か。近場まで行って、うなぎ弁当だけ食べて帰る手もある。おばあちゃんが言った。

「やっぱり行きたいなあ」

大事なのは、自己決定。

するとおばあちゃんの吐き気は収まり、笑顔も見え始めた。

車山に着いた。テルテル坊主が効いたのか、車山はなんと晴天。

しかし、である。肝心のニッコウキスゲは三輪しか咲いていなかった。

山中、真っ黄色ではなかったのである。

「カマタ先生は、いつも大げさなんですよ」

僕をネタにして、みんなで大笑いした。

次の回診日——。

おばあちゃんは、僕の手を握って「ありがとう。満足です。幸せです」と言った。

僕は頭を下げて謝った。

「すみません。大げさなことを言って……。三輪しか咲いてなかったそうですね」

おばあちゃんはニコニコしながら写真を取りだした。

「これ見てくださいよ。この青い空。花はなくても空はとてもキレイだったの。山に行って良かった。本当に元気が出て、幸せです」

ニッコウキスゲは満開ではなかったが、おばあちゃんは満足してくれたようだ。

しかし、おばあちゃんの厳しい状態はその後も続いた。

「楽しい思いをすると、人は元気になります。ひとつ目標が達成できたので、次の目標に向かっていきましょう」

おばあちゃんはやわらかな微笑みを僕に返した。

「先生、もう十分なの」

そう言うと、おばあちゃんは僕の手を握った。

おばあちゃんの気持ちは痛いほど分かった。

おばあちゃんは、困難の中で必死に希望を持って生きてきた。

がんは全身に転移している。それでもおばあちゃんはできることをやった。検査も治療も医師と相談しながら十分やってきた。投げやりになったことは一度もない。

おばあちゃんは、あるがままに、末期がんであることを受け入れ「もう十分なの」

と思っていたのだ。

　後ろにいた娘さんがボロボロと涙を流していた。

　ある日、おばあちゃんが、おまんじゅうを用意してくれていた。病院では患者さんからは何ももらえない規則になっている。

「おばあちゃん、今回ばかりはいただきますね」と言っておまんじゅうを頰張ると、にっこり笑った。うれしそうだ。

　緩和ケア病棟のラウンジに娘さんがやってきて、お茶に加わった。

「先生、おかげさまで、親孝行できました。ニッコウキスゲが満開になるのは、7月中旬だと調べて分かっていました。先生と母が話をしていて、もうこの日しかない。花がなくてもいいと思いました。車山の写真を母は何度も何度も見ています。よほどうれしかったのだと思います。可憐に咲く一輪のニッコウキスゲも、青い空も、とってもとってもキレイでしょって」

　しばらくして、おばあちゃんは静かに旅立っていった。

　死後、娘さんから大金が届いた。おばあちゃんの遺言だという。

「母は心を整理し、自分のしがらみを整理し、徐々に死を受け入れて逝きました、諏訪中央病院のスタッフのおかげです」と手紙には綴られていた。

「山一面ニッコウキスゲで真っ黄色になるんですよ」

と僕は言った。

このときすでにおばあちゃんはすべて納得しており、そんなものにこだわる必要はなかったのだろう。

おばあちゃんは自立していた。延命治療をするかどうかなんて、一度も迷わなかった。自分流の生き方がかっこいい。

4　カマタの遺言

延命治療ってなんだろう。カマタ流の定義は「本人が人生を楽しめていないにもかかわらず、生命体としての命を延ばすためだけのためにする治療」。

その代表的なものが、胃ろう（瘻）だと思う。これはお腹に穴を開けて管を入れ、胃に直接栄養を注入するものだ。

患者が食べられなくなったとき、病院は胃ろうを設置しますか、と簡単に尋ねる。

また、患者の飲み込みが悪くなると、誤嚥《ごえん》性《せい》肺炎を起こす可能性が高くなる。そんな患者の食事介助はとても大変だ。胃ろうを置いた方が楽。

しかも内視鏡を使っての設置はとても簡単になった。

食べられなくなった患者を前に「楽になりますから」と主治医から言われれば、

なかなか家族は断れないのである。

確かに胃に管が入ると病院側も家族も楽になることが多い。しかし落ち着いたのもつかの間、多くの場合は、病院から退院を促される。

長期入院になると病院の収入が減ってしまうからだ。

老人介護施設や特別養護老人ホームでは、胃ろう患者を看るのは難しいと断られることが多い。看護師や介護士の数が足りないからである。となると、在宅ケアをするしかない。

あまり考えずに胃ろうにした後の、病院や施設の壁は想像以上に厚くて高い。胃ろう患者は、居場所がなくなることがあるのだ。

現在、胃ろう患者は、全国に40万人いると言われている。老人保健施設やグループホームに入所すると、1年間で個人負担が約100万円にも上る人もいる。医療費や介護費として、いまや年間1兆5000億円にも膨んでいる可能性が高い。

僕自身は胃ろうはいらないと家族に伝えてある。

人は必ず死ぬ。いつ来るか分からない死について、ちょっとした準備を始めてみた。遺言の下書きだ。

これまで僕は、何度も遺言を書き換えてきた。書くことによって死は身近になり、なんだか死がそんなに怖いものとは思わなくなってくるから、とても不思議だ。

読者のみなさんも、一度試してみてはいかがだろう。突然、想定外の死が訪れたとき、この下書きが実際の遺言となり、役に立つかもしれない。

僕は次のように下書きを書いている。

「カマタの遺言　家族へ」

死ぬときは、僕がプロデュースした坂田明の『ひまわり』をかけてほしい。

脳卒中で倒れたときは、長くみんなの世話になることがあるだろう。申し訳ないけれど、3か月に1度くらいでいいから、ジャズを聴きに連れていってくれるとうれしい。ライブハウスは、地下が多い。

みんなで協力して僕をかついでほしい。

僕が死んだ後も、かついだ感覚を忘れないで。協力し合うウォーミングアップにしてほしい。

知っていると思うが僕は重いぞ。

帰りがけには、おいしい寿司をいくつかつまんでいければ、さらにうれしい。

末期がんになったら、家族みんなで、泊りがけで温泉にでも行けたらいいなあ。

そのときはみんなで協力して僕をお風呂に入れてほしい。

3人の孫に背中を流してもらえたら、気持ちがいいだろうなあ。

わがままでごめん。

最期は、僕が父のために作った岩次郎小屋で迎えたい。

そこに行くまでにみんなが疲れたら、ショートステイに預けてくれても構わない。

痛みが強くなったなら、大好きな諏訪中央病院の緩和ケア病棟だな。

みんながそれぞれの生活をきちんとやっていることが大事。

つきっきりになんてならなくていいよ。無理しなくていいんだ。僕は茅野市の市民がやっている「いのちの輝きを考える会」の尊厳死のカードを持っている。無理な延命治療はしなくていい。主治医にこれを見せてほしい。

助かりそうにないときは、人工呼吸器もいらない。

衰弱してきたからといって、胃ろうなんて置いてはいけない。

これは命に対する僕の覚悟である。忘れないで。

もう1枚、カードを持っている。昨年ドナーカードを書き換えたのだ。かつては、知っての通り、臓器移植に反対していた。でもパレスチナに行くようになり、パレスチナとイスラエルの間で行なわれた心臓移植を知ってから、自分も最後はお役に立ちたいと思うようになった。

若者が生きるために僕の臓器が役立つならぜひ、使ってほしい。

妻のサトさんとは、ここのところだけは考えが違うが、僕の自己決定に賛成してほしい。

葬式は、できるだけ簡単にするように。家族とごく限られた友人だけに声をかければいい。長円寺の住職に、この遺言を見せて、お経は短くするようにしてくれ。くれぐれも5分以内に。

そして、できるだけ明るく楽しく。僕が大好きなおいしいものをいっぱい用意して。食事は、葬式に似合わないものがいいな。『ナマステ』のカレー、『ピーター』のステーキ、『みつ山』の寿司、『登美』の蕎麦。できたらシェフに来てもらって、できたての形で出してほしい。

「カマタはこんなものが好きだったのか」と、みんなで楽しんでほしい。僕がこれまでとっておいたワインや酒は、全部あけてくれ。残すな。

生の音楽があったらうれしいな。友人の音楽家たちは、僕より先輩が多い。駆けつける力が残っているかどうかは分からない。クミコは、駆けつけてくれると言っている。他にも歌いたいとか、演奏したいと言う人が出たら、どんどん受け入れて、楽しい会にしてほしい。そして、みんながよく知っている僕のドジな人生をサカナに大笑いしてほしい。

本当は散骨してほしいけれど、岩次郎さんへの恩返しに、同じ墓に入る。僕を拾って育ててくれた岩次郎さんもフミさんも僕を待っていると思う。みんなも好き勝手に生きていい。でも最後は一緒になろう。長円寺の墓石の下で待っているよ。

僕はこの世を十分におもしろがり、楽しみ、満足して逝くと思う。でも、もうちょっと、困っている誰かのために働きたいと、後ろ髪を引かれながら逝くだろう。あ、そうそう。この頃、後ろ髪を伸ばしているのは知ってるだろ。みんなの評判が良くないのも知っている。あの世に行きそうになったら、後ろ髪を引っ張って、「もう少し困っている人のために働け」って言ってみてくれ。

もしかして生き返るかもしれない。なんちゃって。

お別れ会では、ジャニス・ジョップリンの『サマー・タイム』をかけてくれたらうれしい。

岩次郎小屋を中心に家族みんなが集まって、ときどきあの世にいる僕の噂話をしてくれ。岩次郎小屋は、300年もつ。300年後も僕の家族たちがこの小屋で楽しんでくれていると信じている。

心配なのは、カマタ家のゴッドマザー、サトさんだ。みんなでサトさんを守ってやってくれ。僕の持っているものは、とりあえずすべてサトさんに。

みんな仲良くね。

だいぶ年をとってきた。スキーでは、急斜面も新雪でも転ばなかった僕が、けっして転ばないような緩斜面で転んで骨折した。単にドジだったわけではない。体力が衰えて、運動神経が少しずつにぶくなってきたのだ。これが年をとるということなんだろう。少しずつ死が近づいてきていると思う。

もしも、孫たちから「なんで人は死ぬのか」と聞かれたら、僕はこう答える。

「生きているすべての命には限りがあるんだよ。秋になると木の葉は枯れるだろう。落葉は大地に栄養を与える。季節が変わり、春に新しい緑を育てるために葉は散るんだよ」

夏が終わって秋がくれば、僕も葉を落とす。たんたんと、たんたんと、葉を落とす。

そうやって死んでいく。

僕が『がんばらない』という本に書いた言葉がある。

「今日は死ぬのに、とてもいい日だ」

死が近づいたときに、こんな言葉を言えたらいいなあと思っている。

楽しかったよ。サンキュー。グッバイ。

5　遺言への思い

笑った、笑った。「お経は5分以内でしたね」――ドキッとした。なんでそんなこと知っているのか。まだ相談にも行ってないのに。2013年の春のお彼岸に、長円寺の住職がお参りに来てくれた。岩次郎小屋に上がるとすぐに『週刊ポスト』の連載で見たと切りだしてきた。すみません、勝手なことを書きましたと謝った。住職は笑う。「安心してください。鎌田先生の葬式はカレーでも、寿司でも、ステーキでも大丈夫。自分も先生がみなさんにすすめる、とっておきの食べ物を食べてみたいぐらい。応援します」

書いてみるものだ。死の準備は、とんとん拍子ですすんでしまった。死から目をそらさず、大往生をするためには、死を見つめることが大事なんだ。

人間には死ぬとき、4つの痛みがあると言われている。「体の痛み」「心の痛み」「社会的な痛み」。そして「スピリチュアル（霊的）な痛み」である。

「社会的な痛み」は、社会の中で自分がやり残したことがあると心が痛むこと。

僕はそのことを遺言の中で「後ろ髪が引かれる」と書いた。

僕を生んでくれた父と母は、僕を育てることはできなかったが、岩次郎さんを中心にしたたくさんの人々のおかげで僕は生きることができた。

父と母になってくれた岩次郎さんとフミさんに恩返しはできなかったが、誰か知らない人のためにと思って全力で生きてきたつもりである。

しかし、それでも心残りはある。

もっとあんなこともできたのではないか。あんなやり方もあったのではないか。そんなふうに後ろ髪を引かれるのではないかと思う。

「スピリチュアルな痛み」は、この世からいなくなることの悲しみだ、と僕はそう話してきた。

僕は信心深くない仏教徒であるが、檀家である長円寺さんの住職とは仲が良い。松本にある神宮寺の住職、高橋卓志さんは親友である。この二人がキーパーソン。葬儀には駆けつけて、一緒にお経を読んでくれると思う。宗派は違うが、みんな気にしないだろう。おそらく僕の魂がきちんと成仏するように、いいお経をあげてくれると信じている。

「スピリチュアルな痛み」をやわらげるためには、自分の人生を生ききることが大事だと思ってきた。後悔を残さないとは、言い換えると、わがままに生きることだ。

自由に自分らしく生きるためにいつも努力してきたから後悔はない。それでも、いよいよが近づいてきたとき、揺れたりブレたりするかもしれない。

きっと家族や仲間に支えられながら逝くと思っている。

この世からいなくなっていくとき、寂しいとは思うが、遺言の下書きの中に「みんな自由に生きろ」「好きなように生きろ」「どんなにつまずいてもいい」そして「最後はみんなで一緒の墓に入ろう」と呼びかけた。

もちろんどうなるかは分からない。

家族の中で一緒は嫌という人が出てきてもいい。それだって自由だ。

でも「オレは待ってるぞ」と言いたかった。

死んだ後は、結局、何も残らないと科学的に考えている。

それでも「スピリチュアルな痛み」が続かないように、おろおろしたりしないようにリスク管理をして、死んだ後は「またいずれ一緒に」「あの世で待ってるぞ」と語ることで、きっと僕は死後の不安を減らすことができるのではないかと思ったのだ。

本当は宇宙のチリになってしまいたい。

散骨が理想だと思っているのだが、岩次郎さんは僕を待っている思う。父と母になってくれた人へ最後の恩返しをしなければいけない。勝手気ままに生きてきたカマタも、ここだけはちょっと我慢をする。

待ってくれている岩次郎さんとフミさんの墓に入る。

人間が生きるということは、何から何まで自由でいるというのはありえない。よく分かっている。できるだけ自分の自由を大切にしながら、ときには、自分の自由を棚上げして、やらなければならない大切なことをする。

子どもや孫たちにもそんな姿を見せたくて下書きを書いた。

僕の中に、どんな家系の血が流れているか分からない。

そんな僕を拾って育ててくれた事実が大事だ。岩次郎さんから始まった新しい家族だ。信州の小屋を岩次郎小屋と名付けた。すべては岩次郎から始まったことを、僕は妻と子、孫たちに徹底して教えてきた。

僕は、人と人とのつながりをことさら大事にしてきた。

そしていま生きている人との横のつながりを大事にしながら、縦のつながりにもこだわってきた。だから僕に命をくれた父や母にも感謝している。生んでくれた父と母と、育ててくれた父と母にいつも手を合わせている。

後悔が残らないように、残りの人生を歩んでいる。

6　死んだ後のことぐらいは自分で決めよう

人生は一度。たった一度きり。

だからこそそれぞれが、自分の人生の主役になってほしい。延命治療だって揺れていいのである。

いまは延命治療を拒否しても、何かの拍子に、どうしても死にたくないと思うときがあるかもしれない。そのときは、尊厳死カードを破棄し、できるだけ最高の医療を受けたいと書いておけばいいのだ。

何が正しいかなんて関係ない。自分で自分の命の在り方を決めればいいのだ。

どうしても生き続けたいと思う人は、胃ろうを置くことも人工呼吸器につながれることも、生きるためならば、チャレンジしたいとか、書いておけばいい。

僕だって揺れた。

遺言にも書いたように、かつて僕は臓器移植反対派だった。サトさんも僕も2000年から「臓器提供はしません」と書いたカードを持っていた。

しかし、2011年1月1日、ドナーカードを書き換えた。僕はすべての臓器を提供しますに◯をつけたドナーカードを持つようになったのだ。

というのも、その前年、イスラエル兵にパレスチナの12歳の少年が射殺されてから気持ちが変わったのだ。

脳死になった少年の心臓は、父親の承諾でイラクの心筋症の少女に移植され、少女は生き返った。生き返ったその少女に直に会って、生きていることのすばらしさを再確認した。敵から敵へ命がバトンタッチされ、これもありだなと思った。

医師の僕でも臓器移植を認めるか、認めないかは、いまも揺れ続けている。

その後、僕は臓器移植賛成派になった。しかし、サトさんはいまも反対。そのサトさんの反対を僕は尊重している。臓器移植をしてまで生きなくても良いという考え方。だから、サトさんは臓器はあげないし、もらわない。これはこれで死んだ後のことを自分で決めてかっこいいと思っている。

夫婦だって違っていいのだ。それぞれの哲学が違う。

けっして難しい話をしているのではない。

難しいことは分からない人は、〇か×か、右か左か、えいやあと決める。

そんな決め方でもいいのである。

臓器移植法が改正され、本人が明確に意思表示をしていない場合、家族が決めてもいいことになった。

しかし命の主人公は本人であるはず。

家族や親戚が決めてしまうのはいいことではない。自己決定してほしい。「自分の人生の主人公」になった方がおしゃれだと思う。

だからこそ、エンディングノートでも、遺言の下書きでもいいから書いておこう。延命治療をどこまで望むか。臓器提供の○×も書いておけば、家族も助かる。

エンディングノートには、死に方だけではなく、財産分与や友だちへのお礼、家族への別れのメッセージなども書いておくこともできる。

僕は市販のエンディングノートは充実しすぎて好きになれない。一生懸命コツコツと空欄を埋めていくのは、どうだろう。自分流を貫いてきたカマタとしては、すべて網羅しているエンディングノートは味気ない。

そこでおすすめしたいのは、自分流のエンディングノートだ。

ちょっとおしゃれなノートを買ってきて、書きたいことを書く。

「私はこういうつもりで生きてきた」など、自分の人生哲学を書く。ときには真面目なことも書くが、ときにはバカなことも書く。家族への思いも書く。自分の心のメモのような感じで書いていくと気が楽だ。

その集大成が遺言。

その遺言を1年に1回、ちょっとずつ修正を加えていこう。パソコンができる人なら、修正だって簡単だ。プリントアウトし、自筆でサインし、日付を入れて印鑑を押しておく。

エンディングノートは、法的な根拠はないと言われているが、遺言になると随分根拠が出てくる。

さらに裁判になることが予想されるようなお金持ちなら、弁護士や司法書士を入れて正式な公正証書の遺言にするといい。

庶民なら、これだけでも書いておけば、想定外で亡くなったとしても、財産、延命治療のことなどは、自分の思いが守られていく可能性は高い。

日本臓器移植ネットワークによると、2012年の11月で脳死移植が200例目を超えたという。

1997年、臓器移植法ができて、12年9か月で86例の移植手術が行なわれた。本人の意思が不明でも臓器提供ができるようになった2010年からは2年4か月で114例を超した。200例目の20代の男性も書面では臓器提供の意思を示していなかった。家族が承諾したので臓器移植ができたのだ。

残念なことに、多くの例が、本人のはっきりした意思表示ではなかった。

家族が本人の気持ちを推測しながら決めているのだが、命の主人公が本人であることを考えると、残念である。

僕たちは、いろいろな場面で、人生を曖昧《あいまい》にして生きてきた。

空気を読んだり、顔色を窺ったり。

そろそろ変わるときだ。死んだ後のことを決めるのは自分。死んだ後のことぐらい、しがらみから自由になって、自分でえいやっと決めればいいのだ。

その勢いでどんどん自己決定していけば人生も変わるかもしれない。他人と違ったおもしろい人生になるかもしれない。

第2章

覚悟、納得、受容が死の恐怖を軽くする

1　永六輔さんの覚悟

２０１２年1月末、永六輔さんと一緒に福島県にボランティアに行ってきた。今回のボランティアは、福島で在宅医療を中心に活動している医師や訪問看護師、入浴サービスの仲間、そして看護を受けている患者さんとその家族たちを励まそうという〝講演ボランティア〟である。

これは福島市の開業医である鈴木信行さんが、自らも被災者である医療関係者が疲弊しているのを見て、少しでも元気を取り戻してほしいと、「まけない福島！講演会」を企画したのだ。

放射能と健康、そしてチェルノブイリと福島を比べて、福島の被害状況の実際はどうなのかを正直に話してほしいと言われた。

参加者は、僕のほかに山梨県で緩和ケアを実践し、在宅ホスピスケアの第一人者、内藤いづみ先生。彼女は福島医科大を卒業しているので、福島の復興になんとか貢献したいと参加した。

ちょうどその話をいただいた頃、僕は永さんのラジオ番組に出演して、ＪＩＭ《ジム》-ＮＥＴ《ネット》（日本イラク医療支援ネットワーク）で毎年実施しているバレンタインチョコレートでイラクの子どもたちを支援しようと、訴えた。

帰り際、何気なく永さんに福島のボランティア講演会の話をすると「カマちゃん、僕も応援してあげるよ」と言う。

そのときの永さんは、患っているパーキンソン病の治療がうまくいきだし、元気そのもの。しかも内藤先生とも旧知の仲で、そこにフォーク歌手の小林啓子さんも加わって4人一緒で福島に入ることになった。

しかし、その直後に永さんが転倒して、大腿骨の頸部を骨折してしまった。

永さんは朦朧としていて、夜中、ラジオ番組に出演しているつもりで、ひとり喋り続けているという。

家族からの連絡を受けて、すぐに病院に向かった。

「しっかりしなきゃダメじゃないですか」

僕は活を入れた。

永さんが元気なときは、愛すべき〝カマタいじり〟があるが、反対に偉大な永さんに気合いを入れられるのは、怖いもの知らずのカマタしかいない。

カマタの逆襲。びしっとムチを入れた。

すると、なんとそれ以降、しっかりしだした。永さんが、しっかりしたのは喜ばしい。皮肉のひとつも言わない永さんでは、寂しいから。それでも、福島行きは、無理だろうな、とあきらめていた。

予想に反して、永さんは行く気マンマン。

約束は守りたいという。約束を守るというのは、永さんの生き方である。車椅子の永さんを家族が運転する車に乗せ、内藤先生がエスコートするというのである。

当日、本当に永さんがやってきた。講演会のタイトルは「『まけない福島！』講演会～みんなでつながって～」である。

車椅子の永さんがまずは「僕は負けない」と言って会場を沸かせる。自分の病気を隠さない。パーキンソン病にも負けない。骨折にも負けない。命がけのギャグにみんな笑った、笑った。

さらに不思議な短いタオルを取りだした。

そのタオルには「まけない」と刺繍がしてあった。そして、例の口調で続けた。

「首にも巻けない、手にも巻けない、短すぎてどこにも巻けないんです」

大爆笑である。

つらくて何度も泣き続けてきた人たちが、腹を抱えて笑っていた。

そして決定打が出た。

永さんは、骨折して手術後、リハビリに励んでいた。パーキンソン病の患者さんは、少しうつむき加減に前屈姿勢になる。これが特徴だ。永さんもまた、そういう姿勢になっていて、そこに骨折したので、一段とその傾向が強い。

ある日、リハビリの看護助手に東南アジア出身の女性がついた。彼女が永さんに言った。

「この国にはいい歌があります。〝上を向いて歩こう〟です。教えてあげますから、一緒に歌いながら歩きましょう」

彼女はそう言いながら、永さんの顔を上に向けたという。

口ごたえできず、歌いながら外来病棟を歩いた。恥ずかしくて恥ずかしくて……。いつもの軽妙な語り口。みんな笑いすぎて泣いている。僕もお腹の皮がよじれた。

その後、永さんは退院のときに看護助手に謝った。

「実は〝上を向いて歩こう〟は僕が作ったんだよ。上を向けなくてごめんね……」

すると彼女は「また、永さん、嘘ついて」と、信じる様子はまったくなかったという。

またもや大爆笑。

永さんのこういうところがすごい。自虐ネタでも笑わせる。

永さんが、パーキンソン病になったときも、大腿骨を骨折したときも、その状況がラジオや講演会で語られる。そしてこれを耳にした同じ病気の患者たちが笑って元気になっていくのだ。

正直、体だけ見ていると、命がけの講演のような気がする。でも体はよたよたしていても、心のフットワークが軽い。

永さんは、偉い。

そんなことを考えていると、永さんから檄が飛んだ。

「カマちゃん、たっぷり講演をするように！」

おしゃべりの永さんが大笑いさせて20分。これだけのために、3時間かけて東京から来たのだ。

涙が出てきた。

永さんが去った後、在宅ケアや在宅ホスピスケアの大切さを自分の経験を含めて話した。

そして放射能と健康の話に移った。放射能は明らかにリスクである。外部被ばくも内部被ばくもできるだけ受けないように努力した方がいい。

ただ人間は、生きていれば常にリスクを抱えている。最近とみに注目されている、活性酸素に代表されるフリーラジカルは、動脈硬化も起こせば、がんだって引き起こす。放射線はフリーラジカルの一種だ。フリーラジカルを暴れさせないためには、抗酸化作用のある食物を摂取することが大事。

野菜を多くとらなければいけない。発酵した味噌や納豆もとる必要がある。子どもは、野菜嫌いにならないように、大人が注意しなければいけないことを話した。

「いちばん大事なのは、免疫力を上げるために笑うこと。それにしても今日は泣くほど、笑いましたね」

放射能をめぐる賠償の話や働く場所がないといった、重い話がまだまだ福島には山積みされている。

確かに先は見えないが、鈴木先生たちのように、温かい医療を続けている人たちがいれば、そのつながりの中で、福島は復活する。

短いタオルをいじりながら、「まけないでください」と結んだ。

またもや大爆笑が起きた。

２　死ぬ「覚悟」を決めたら病気が消えた

僕が代表を務めるＮＰＯ法人「日本イラク医療支援ネットワーク《JIM-NET》」を応援してくれている美容師さんがいた。

あまりにも熱心に応援してくれるので、一度会ってみることにした。２０１０年のことだ。

彼はかつて美容室を３軒も持っていたカリスマ美容師の篠田久男さん（57歳）。

11歳で目のがんになり、15歳で亡くなったサブリーンというイラクの少女の話に感動し、ＪＩＭ‐ＮＥＴを応援する気になったのだという。

亡くなったサブリーンは体中にがんが広がっていく最期に「私は死にます。でも悲しくないの。だって私の絵が、がんに苦しむ他の子どもたちを助けることができると聞いたから」と語る。

サブリーンが描いた絵がバレンタインのチョコレートの缶16万個にプリントされ、日本中に広まっていくことを知っての言葉だった。篠田さんは言った。

「サブリーンのチョコレートは宝物で食べられません。いつも手元に置いて持っています」

彼は53歳のときに、お腹に17センチの腫瘍が見つかった。それだけではなく首やわきの下、大腿部の付け根のところにもリンパ腺のぐりぐりが触れるようになる。リンパ腺を切除した。病理診断が下った。悪性リンパ腫。

抗がん剤治療が始まった。17センチあったお腹の腫れは、治療で8ミリまで小さくなった。まだ治療が必要だったが、店が心配で仕事に出るようになった。

「僕は中学しか出ていないので、一生懸命働くしかないと思って生きてきたんです」

父親はアルコール依存症だった。家は貧乏で、小さい頃の服はすべて姉からのお下がり。前にチャックがないズボンは、とても恥ずかしかった。クラスでいじめられた。

　酒を飲んだ父が暴れだす。母や姉を殴り、ときには日本刀を持ちだす。いつでも逃げだせるように食事は立って食べ、服を着たまま寝る。

　危険を感じたときは、母と姉に連れられて、公園や広場に逃げだした。雨の日や雪の日には、びしょびしょになって夜が明けるのを待ったという。

　二人の姉は中学を終えると、就職して出ていった。母はストッキングの伝線をなおす内職をしていたが、それだけでは生活ができず、キャバレーで働く夜の生活が始まる。

　夜は、怖い父と二人だけ。

　篠田さんも中学を卒業して、婦人靴の販売員として働きだした。

　商才があったのだろうか。売り上げはトップになり、店長にもかわいがられた。普通の靴屋だったが、デザインを勉強している学生たちと組んで、靴のファッションショーをして評判になった。

　仕入れを任され、自ら靴をデザインし、製造会社に注文するが、中卒ではなかなか認めてもらえず、自分が望んだ靴は作ってもらえなかった。

　靴の世界で生きていくのは難しいと悟り、今度は美容師の専門学校の通信教育を受ける。収入はがくんと減った。それでもへこたれなかった。

美容室に勤めだすと、お客さんに喜ばれ指名されるようになった。

30歳で自分の店を持つ。この人がすごいのは、勉強家のところだ。店を広げていくときに、お客さんに安心感や満足感を得てもらうために心理学も学んだという。

中卒であっても、学ぶのはやめず、いつもお客さんの身になって自分の技術を磨いた。しかも技術だけに頼らず、プラスアルファの何か大切なものを探そうとしている。ここにこの人の生き方が表れている。

「アダルトチルドレン」という言葉がある。

アルコール依存症の親を持った子どもたちは心が深く傷つき、親を憎みながらも、その親と同じ道を歩むようになってしまうことが多い。

でも篠田さんは、どんなに厳しい状況にあっても自分の人生を投げださなかった。父に虐待されたから、高校や大学に行けなかったから、と自ら自分の人生を見限ったりしない。

それどころか、偶然でも出会った仕事に全力投球し、いち早く認められていく。順風満帆《まんぱん》の人生になりそうだった。

美容室にやってきた美しい女性と恋におち、結婚した。子どもが生まれたが、重度の障害を持っていた。それでもへこたれない。奥さんと二人三脚でその子を育て、店を大きくしていった。

虐待を受けていても生きてこられたのは「母が優しくしてくれたから」。いまでは20歳を過ぎたが、障害のある子どもを育ててこられたのは「愛する妻が支えてくれたから」。

自分が悪性リンパ腫だというのに、僕らのＮＰＯを支えてくれるのは「いずれ死ぬかもしれないが、今度は自分が誰かを支えたいから」。

優しい男だ。

死を前にしても屈辱をバネにして、生き切ろうとする。

リンパ腫が尿管を圧迫し尿が出なくなり、ステントという管を入れなければいけなくなった。尿管が閉塞すれば腎不全になり、透析をしなければならなくなる。状況はいよいよ厳しくなっていった。

さらに腹膜線維症という難病も持っている。それでも彼は働いた。

美容室に立つ彼の顔が険しくなった。何かと闘っている顔つきで、お客さんにとっては大切な時間なのに、これでは失格だ。そう思った彼は、一気に3軒の店を閉めてしまう。

そして彼はカリスマ美容師から、介護美容師になった。

「僕は働くことしか能がない人間で常に目標を持っていないと自分に負けてしまう。

でも、僕の人生はロックなんです」

篠田さんは髪の毛はパッパッの金髪。ファッションは、めちゃめちゃ派手だ。これが篠田流。施設で生活するお年寄りや子どもたちのカットに出かけると、篠田流に個性的な髪形に仕上げてしまう。

施設に入所している人たちは、管理しやすいように短くカットされていて、カッコよさとは無縁の生活だ。

そこで篠田さんは、その人がいちばんカッコよく見えるカットをする。

ダウン症や障害を持つ子どもたちも、ベッカムカットにする。

子どもたちは「カッコイイ!」といままでと違った自分に大喜びである。

「夢は人のために生き、人を喜ばすこと」という彼の人生の生き方そのものである。

昨年の冬は、自衛隊の選手や箱根駅伝の選手も走る、本格的な大会で3キロマラソンに挑戦したという。

頼まれると断らない人なのだ。障害児の男の子と手をつないで走るボランティアとして出場した。「ジョギング程度で走って無事ゴールしてもらえればいいですよ」とボランティア協会の人からは言われていたのだが、1・5キロ地点で突然の失速。手術から2週間しか経っていなかったのだから無理もない。

そのとき、彼は死んでもいいと思っていた。一生懸命生きて、もしものことがあっても大往生。それならそれで仕方がないと考えていたという。

篠田さんが、走るのをやめて歩きだすと、男の子が下を向く。男の子は勝ちたくて走っているので悔しいのだ。歩いて負けるのは篠田さんも悔しかったという。そこで最後の気力を振り絞って走りだした。走りだしたけれども、どんどん追い抜かれていく。すると男の子が篠田さんの手を引っ張って言った。

「もういいよ。がんばらなくてもいいよ」

なんて優しいんだ。

人間っていいなあとつい思ってしまう。

二人で励まし合いながら走った。ゴール前800メートルで応援していた少年のお母さんに手を振り、無事にゴール。篠田さんはあきらめないで走り続けることを、体で示したのだ。


初めて出会ってから2年。久しぶりの再会。

悪性リンパ腫ステージ4だった篠田さんのリンパ腫はすべて消えている。治療がうまくいっている。尿管のステントを抜いても、尿も出るようになった。彼の体の中で不思議なことが起きた。

「人生の最後は後悔ではなく、やり遂げたという言葉で星になりたい」

そんな彼に言われた。

「先生、約束、約束。良くなったら、僕がカットするはず。髪を切らせてくださいよ」

即座に「いいよ」と答えた。

約束は重い。怖いけど仕方がない。

その後、泊っているホテルに来てもらい、出張カットをしてもらった。

「ホントはモヒカンにしたいのに、先生の髪は立つほどないのであきらめました」

笑ってしまった。

ならば今度は髪を赤く染めるという。

もうまな板の上の鯉だ。言われる通りにした。

2回目のカットはさらにエスカレート。金髪。メッシュに染めるという。キセキ的回復のお祝い。好きなようにしてもらった。

それがなかなかカッコよく評判になった。

3　介護を通して死を「受容」する

2012年版の「高齢社会白書」によると、総人口に占める65歳以上の割合（高齢化率）が23・3％を超えた。

日本は世界の先頭を切って高齢化社会が始まっているのだ。

現在、女性の平均寿命は、86・39歳。介護を受けたり、寝たきりになったりせず、健康でぴんぴんしている年齢を健康寿命と呼ぶが、女性の場合は73・62歳。平均寿命と12年半ほどの差がある。

男性は、平均寿命と健康寿命の差は約9年。この差が問題なのである。平均寿命と健康寿命の差が縮まれば、健康でぴんぴんしているお年寄りが増えるわけだ。

そのためには、どうしたらよいのだろうか。

ずっと考えながら長野県で地域医療を実践してきた。１９６５年、脳卒中死亡率が日本一高い、早死にで不健康な県だった。

健康づくり運動を重ねた結果、ついに２０１３年2月に厚労省から発表されたデータで男女ともに平均寿命が1位になった。

「健康寿命」の3種類の指標のひとつである、他人の介護を受けずに自立して生活できる健康寿命でも男女とも日本一である。寿命はただ長ければいいとは思っていないので、健康寿命日本一は心底うれしかった。

さきごろ来日した国連人口基金の事務局長、ナイジェリアのババトゥンデ・オシヨティメイン氏は、日本に敬老の日があること、医療保険、介護保険があること、そして地域での認知症対策があることを高く評価している。

消費税を上げるための社会保障と税の一体改革は、ほとんどすすんでいないため、僕もマスコミも高齢化社会対策が不十分だと批判してきたが、実は世界全体から見ると、はるかにすすんでいて、世界は「日本はよくやっているなあ」と感心しているのだ。

まずは高齢者自身が生きがいを見つけて、イキイキと生きられることが大事。東日本大震災の影響で、平均寿命の長寿国1位の座は、わずかな差で香港に明け渡した。しかし、いまだに健康寿命は世界1位。

だからといって、これでいいということではないのだが、ダメだダメだと批判するだけではなく、それなりに日本の現状を自己評価しつつ、さらにバランスよく、社会保険制度の改革を押し進めるべきだ。

僕らは、毎年1回、在宅介護の家族会を地域で開催している。

これはかつて老人保健施設の施設長をやっていた頃からの習慣である。

昨年は30人ほどの、家族介護をしている人たちが集まってくれた。介護はつらいけれども、なんとか長く持続できるように、介護方法のコツを伝授している。

多くの人が「最期は我が家で」と思っていたのに、２０１０年の調査では、自宅で亡くなった人は12・6％。国の試算では、在宅ケアだと月32万円だが、病院での長期療養だと月53万円。個室で家のようにのびのびしたいと思うと、月100万円以上かかる病院もある。日本の宝、国民皆保険制度を守るためには、在宅ケアが望ましい。なによりも大切なのは、多くのお年寄りが「家にいたい」と思うことが大事。

家族会では、地域の耳よりな情報も交換し合う。

僕の講演の後に、いくつかのグループに分かれて、みんなで愚痴をこぼしたり、聞いてあげたりするのである。介護の先輩から後輩へのアドバイスなどを、職員手作りのキノコ汁を飲みながら行なう井戸端会議みたいなものだ。

82歳の奥さんの介護をしている94歳のおじいちゃんがいる。

男っぽく頼もしい介護で、気合いが入っている。

「まず妻に朝ご飯を食べさせて、ここにやってきたよ。ここでカマタ先生の話を聞き、キノコ汁を飲んで元気をつけるんだ。で、また家に帰って、奥さんにプリンを食べさせなきゃ」と張り切っている。

僕から見ると、まさに奇跡の94歳だ。

おじいちゃんが倒れないように、奥さんの介護計画が作られている。

週に1回はデイサービスを利用する。奥さんをデイサービスに預けている間に、おじいちゃんの1週間分の疲れをとれるようにとの配慮をしている。

おじいちゃんは、その日に、仲間とゲートボールをして、日帰り温泉に行く。見事に自分のリラックス時間を作りだしているのだ。

介護をしている人は、こういう大事な一日を、日頃の疲労蓄積のために、ついつい家に閉じこもってしまいがちだ。ところが、それだとかえって気持ちがうつうつとなってしまう。昼寝を取り入れながら体を休める。しかし、けっして閉じこもってはいけない。

日帰り温泉に行くのは、すごくいい。副交感神経を刺激するからだ。

介護をしていると交感神経が強く働き、イライラし、血管を収縮させ、循環が悪くなる。そして、血圧が上がる。介護している人が脳卒中になりやすいのも、これが原因だ。

だからときどき、がんばらない神経の、副交感神経が働く時間が必要になってくる。副交感神経が働くと血管が拡張し、血圧が下がって、免疫機能が上がる。リンパ球も増えるから、風邪もひかなくなる。副交感神経を有効に刺激するのは、少しぬるめのお風呂に入るのが、もっとも簡単で有効な方法だ。

この94歳、なかなかの強者《つわもの》だ。

ゲートボールは、人間の闘うという本能を刺激する。ゲートボールで「よし勝ってやろう」というファイティングスピリットが、人間を若々しく保ってくれる。がんばるホルモンの、アドレナリンをバーンと分泌することはお年寄りには特に大事だ。

もしかすると、奥さんの介護があるから、おじいちゃんは元気でいられるのかもしれない。なんと、ひと晩に3回も奥さんを抱えてトイレに連れていくのだという。頭が下がる。

僕たちができることは、おじいちゃんが倒れないようにすること。

ケアマネージャーや地域の人々、施設の関係者が、常に細かく心配りをしている。おじいちゃんに疲れの気配が見えると、すぐにおばあちゃんを2週間ほどショートステイで預かる。

こうやって周囲の人々と連携しながら、94歳の介護は、11年もの間続いている。

11月11日は「介護の日」だった。

僕は、東京のイイノホールで認知症のプロや排泄のプロたちと共に、情報を提供しながら〝幸せ介護〟哲学を話した。

実は、この介護の日を作ったのは、僕たちである。

2002年に、医師や看護師、介護アドバイザーや心理カウンセラーなどが中心になって「がんばらない介護生活を考える会」というのを作った。

介護をする側にも、介護を受ける側にも優しいケアの考え方を広げようとの発案だ。一人ひとりの環境に合わせて、サービスや役に立つ情報を上手に使って、精神的にゆとりの持てる介護生活を送れるようにしたい。

介護をする側も受ける側も、過度の負担を感じずに、肩の力を抜いて、介護と上手に付き合っていけるような新しい介護観を作りたかったので、２００５年から「介護の日」を作った。

《介護している家族に感謝しよう／介護しているプロたちの苦労にも感謝しよう／そして、介護を受けている人たちには、介護を上手に使って、生き生きと自分らしく生きてもらおう》

そんな願いを込めた。

２００８年、厚生労働省は、評論家の樋口恵子さん、元検察官で財団法人・さわやか福祉財団理事長の堀田力《つとむ》さんや僕を委員にして、「介護の日」を制定するかどうかの検討を始めた。

委員たちは制定に賛同した。では、いつにしようか。

そこで僕は提案した。いい日、いい日のゴロ合わせで、11月11日はどうかというと、みなさんも賛成してくれて、11月11日に決まった。

毎年、「介護の日」は全国に浸透していき、各地でたくさんの催し物が行なわれるようになってきた。

介護を通して不幸になるのではなく、介護を通して家族の絆が増して幸せになるためにはどうしたらいいのかを常に考えている。

倒れないために手の抜き方を教えたり、楽な介護も提案する。

上手なオムツの選び方や失禁にどう立ち向かうか。高齢者の栄養のとり方や介護機器はどう使うのか等々。年をとっても自分らしく生きる方法など、新しいテーマで介護観の転換を図っている。

高齢化社会の中で、介護する人だけが苦労しないように、そして孤立させないように、みんなで力を合わせて立ち向かっていきたい。

人間には必ず終わりが来る。大往生するためには、老後をどう乗り切るかが大事だと思う。

4　人生に「納得」する

90歳になるハナさんという女性が、僕が名誉院長をしている諏訪中央病院のホスピス病棟に入院してきた。

がんが肺や肝臓、骨に転移していて、残りの時間はわずかしかなかった。

ハナさんは、僕にとってとても恩がある人だ。

いまから23年ほど前に僕は、養父の岩次郎を東京から信州に呼び寄せ、一緒に暮らし始めた。1歳の僕を拾って育ててくれた恩人の養父を、ひとり東京に置いておけなかった。

そのとき78歳。高齢になってから環境が変わるのが、息子としては心配だった。家や土地や気候や文化が変わってボケてしまわないか、気が気でなかった。苦渋の決断だった。

しかしそれは杞憂だった。知り合いのいない養父を近所のおばあちゃんたちがゲートボールに誘ってくれたのだ。

その中のひとりがハナさんで、彼女の存在が父にはどれだけ心強かったことか。父は10年間信州の生活を楽しんで、14年前に亡くなった。

早速、僕は入院したハナさんの病室を訪ねた。

「その節は、岩次郎が大変お世話になりました」

そう声をかけると、ハナさんはニコニコしながら話してくれた。

「お父さんはおもしろい人でしたね」

養父は、それほどおもしろい人間ではなかった。頑固でなかなか自分の意見を変えない昔気質《かたぎ》の人だった。ハナさんたちも苦労したのではないかと思う。

それより、養父の数倍おもしろかったのは、ハナさんの方である。ハナさんが病棟のラウンジに姿を現すと、自然に輪ができ、いつもそこには笑いがあった。

ある日、ハナさんが僕に言った。

「先生、にわとりもやっぱり空高く飛ぶんだね」

僕や看護師たちがきょとんとしていると種明かしをしてくれた。

「昔々、病院が建つ前のこと。このあたりに大きなにわとり小屋があったとさ。ある年、大きな台風が来て、そのにわとり小屋が吹き飛ばされた。そのとき、本当ににわとりが空高く飛んだんだよ〜」

居合わせた人は大笑い。ラウンジは、温かな空気で包まれた。

「ハナさんはいつも楽しそうにしていますね」

そう僕が声をかけると、意外にも彼女は首を横に振った。

「これまでの人生はつらいことの連続だったよ。でも苦しいことも悲しいこともいったん忘れて、人を笑わせていると、徐々に芯から笑えるようになってくるんだよ。この年で病気になったけれど、これまで通り楽しく笑って生きていくだけです」

作り笑いでも心拍数は安定し、ストレスが緩和することがアメリカのカンザス大学のタラ・クラフト博士の研究で分かっている。苦笑いでも無理やり笑わせられても、一瞬くすっとしただけでも効果はあるのだ。

主治医から病気のことをすべて聞いていて、限りある命だということを彼女は分かっていた。

ハナさんは知恵のある人だったから、笑うのもいいけど、笑わせる方がもっと体にいいと感じていたのではないか。

どんな局面も笑って乗り越えてきた。笑わせて命の力を得てきたのだろう。

毎晩、ハナさんの息子は見舞いにやってきた。病室の前を通ると、いつも笑い声がした。90歳の母と60歳の息子が冗談を言い合いながら笑っていた。

末期がんの患者ばかりがいる病棟で、そのどんよりとした空気に染まらず、ハナさんの笑いが病棟の空気を変えて明るくしていた。

一時期、「KY」という言葉が流行した。

空気が読めない人間は困ったものだ、と人を小馬鹿にするような意味合いである。そのため、みんな空気を読むのに必死になっていた。

空気は読めるけれど、あえて読まないハナさんのような人が世の中には必要だ。

不況で心が萎縮しているときだからこそ、空気を読みすぎずに、空気を変えたり、かき回すことが必要なのではないかと考えている。

5　冥途の土産

リニューアル・バウ、という言葉をご存知だろうか。バウ（ｖｏｗ）というのは英語で「誓い」を意味する。そのリニューアルだから「新たな誓い」というところか。

長年連れ添ってきた夫婦がもう一度新たな気持ちで結婚式を挙げたり、人生の節目にもう一度愛を誓い合うイベントなのだとか。

日本人は、そんな儀式はなんだか気恥ずかしいが、ロマンチックなハワイなどで流行しているらしい。海辺のホテルで、おしゃれなイベントとして参加する中高年カップルも多いようだ。

〝ドジ男〟だった僕は、失敗をやらかすたびに妻のサトさんに、「もうしません」と、いろんな誓いをしてきた。

「もう二度としません」と何度誓ったことか。僕の人生はバウの連続だった。

僕は死んでいくとき、もう新たな誓いはできないので、結局最後は「ごめんごめん、ありがとう」と言いながら死んでいくのだと思っている。

8年前から「鎌田實とハワイに行こう」「鎌田實と温泉に行こう」といった企画

で、障害者やボランティアたちと年2回旅をしている。

その方たちのリニューアル・バウを4回ほど介添えした経験がある。

最初は8年前、肺がんで脳に転移がある妻と、胃がん&食道がんと闘っている夫のご夫婦のリニューアル・バウだった。中学生のときの同級生が、大人になり結ばれ、ついに金婚式を迎えた。

リニューアル・バウで、ダンス愛好家の二人が踊ったラストダンスは圧倒的に美しく、居合わせた人たちの涙を誘った。

それを見ていたひと組のご夫婦。

夫は脳卒中を起こして寝たきりの生活だった。そんな要介護認定5の夫が、「自分たちもリニューアル・バウをしよう」と妻と約束をした。

それから4年――。

夫は必死にリハビリをして、なんと要介護2に改善した。夫婦でバージンロードを手を組みながら歩き、リニューアル・バウを実現させたのだった。

夫は難しいことは言わない。生きることは楽しむこと、と割り切って生きてきた。楽しめないなら死んだ方がマシと思ったという。

だから、旅先で何が起きてもいいやと割り切ってやってきた。

「鎌田先生は困るだろうが、死んじゃったら死んじゃったで仕様がない」

ここがこの夫婦のすごいところである。

いままで8年間、1年に2回、障害者とボランティアで旅してきた。その間、一度も旅の途中で亡くなった人はいない。ひとりだけベッドから落ちて骨折した方がいるくらい。

2012年の5月のハワイ旅行では、迷走神経反射の影響で脈がとれなくなり、血圧を測れなくなった高齢の男性がいた。意識は朦朧となり、この人には、心筋梗塞の既往症があったので、僕は付きっきりで看ていた。しかし、心筋梗塞の気配はなく、1時間ほどしたら顔色もよくなり、脈もとれるようになった。意識もはっきりした。そして無事に、日本に帰国することができた。

このご夫婦は、二人とも80歳を超えている。さすがにこの一件で、旅はもうあきらめるかと思ったら、その年の秋、東北を応援するツアーにやってきた。

僕のことを「命の恩人」と呼びながらニコニコ笑っている。旅先で死ぬことなどけっして怖れていないのだ。

「心筋梗塞が起きたら起きたで仕様がないですよ」

その通り。

家にいても起きるときは起きる。死にたくはないが、死を怖がっていても仕方ない。それよりもやりたいことをやればいいのだ。

もうひと組は、プラットフォームから線路に落ち、電車に轢《ひ》かれ両足を失った夫と、夫を支えた妻。

事故に遭い、目を覚ました集中治療室で、妻が初めてかけた言葉は「助かって良かった。奇跡！」。この言葉に救われた夫は足はないけれど、必死に立ち直ろうと努力した。そして、ついに車椅子で妻をハワイに招待したのである。

二人にとって初めての海外旅行だった。そこで、夫は妻に向き合い、リニューアル・バウをした。

「ありがとう。100回生まれ変わっても、100回君にプロポーズします」

妻には秘密にしていた。妻はびっくりして、うれしくて、泣きながら、夫の言葉を聞いた。

人生の中で、こんなことを何回か経験すると、覚悟ができたり、もっと大変なことが起きても、それを受容することができるようになる。

死をしっかり受け止めるには、人生のところどころで小さな感動を心に植えていく必要がある。

リニューアル・バウだけではない。

好きな人と思い出の旅をしたり、おいしいものを食べたり、孫と遊んだり――。

一つひとつの経験が死を受け止める練習になる。

２０１２年5月下旬、１２０人の障害者と、そのサポーターたちとハワイへ旅をした。

そのときは僕も右足の骨折で、一時的に障害者。ギプスをしながら、ワイキキの砂浜を歩いた。ツアーの最高齢のおばあちゃんは、98歳。車椅子で海に入り、実にうれしそうな表情をしていた。

大勢の参加者の中、ふた組のご夫婦が金婚式を迎え、リニューアル・バウを行なった。

ひと組は、夫が脳卒中で倒れ、車椅子の生活を余儀なくされている横谷さんご夫婦。そしてもうひと組はかねてから親交がある大橋進さん、美智子さんという70代のご夫婦である。

大橋さん夫婦とは、もう8年の付き合いになる。毎年一緒に旅を続けてきた。

美智子さんは、転倒事故で、頸髄損傷を起こし、身体障害1級。

一時は、両手両足とも動かなかったが、懸命のリハビリを続け、少しずつ改善している。

家には、イケメンの訪問理学療法士と作業療法士がやってきて、歩く訓練やパソコンの指導をしてくれている。その成果か、自分でメールを打てるくらい良くなった。

その妻の毎日を支える進さんは、実に優しい夫だ。しかし、ときには、妻が夫に不満をぶつけることもある。

「お父さんは優しい人なのに、私がひとりでイライラして、イケズ（意地悪）を言ってしまうのです」

そんな美智子さんのメールが僕のもとに届くようになった。美智子さんも自分の状態がよく分かってきている。客観的に自分を語れるようになって、僕にメールを送ってくれたのである。

自分の人生を客観視するのはとても大切。鎌田流の遺言のすすめも、つまるところ人生を客観視してみてはいかが、とのすすめである。自分の人生を、上の方から別のカメラを回して、もう一度見つめる。それによって、より自由になれる。しがらみに負けない生き方もできるはずだ。

ＮＨＫの『男の介護』という番組で、大橋さん夫婦の話をしたことがある。夫婦はこれを見てくれていて、すぐに手紙が来た。

「夫の介護をほめてくれてうれしい」

愚痴やイケズを言っていた美智子さんは、どんどん明るくなっていった。夫はそれがうれしかったという。

金婚式を迎える前の晩、僕たちはサンセットクルーズに出かけた。夕陽が沈む水平線を見て、ディナータイムの後、ゴーゴーダンスが始まった。立てる人は、フラガールたちと立ち上がってダンスを踊りだした。

そのとき、美智子さんもまた、夫の手をとって車椅子から立ち上がったのだ。手の握力はゼロに近い。そのわずかに残された力でパソコンをやっていたのだが、今回はなんと、立ち上がってダンスを踊ったのである。

すごい進歩だ。美智子さんの笑顔は輝くばかりだった。

ところがその晩、夫はホテルの浴室で転倒し、肋骨《ろっこつ》にヒビが入ってしまった。妻を助ける優しいスーパーマンが怪我をしてしまったのだから大ピンチ！

けれど、スーパーマンは負けなかった。

美智子さんが楽しみにしていた金婚式のリニューアル・バウである。なんとしてでも成功させなければならなかった。

ダイヤモンドヘッドが一望できる、ハワイ屈指のビュースポットで金婚式を執り行なった。ハワイ観光局が特別に許可をしてくれた絶景の地である。

そこに美智子さんの車椅子を押しながらやってきた進さんが誓う。

「人生でどんなことが起きても、つらいときも、苦しいときも、病めるときも、病めるときも、二人は一緒です」

病めるときもが3度も繰り返されて、それでも二人はニコニコしながら、誓い合った。

僕は、ああ今年もハワイまでやってきた甲斐があったなあと満ち足りていた。商業ベースにのせられたリニューアル・バウでなくて、どこでもリニューアル・バウはできる。

生きていれば、いろんなところでつまずく。そんなときは、とにかく、新しい誓いをすることだ。

病気で落ち込んだり、大切な物をなくしたり、大切な人を失ったり――。

そんなときは、新たな誓いを自分の心の中に立てればいい。小さな誓いをいっぱいしながら生きていけばいい。

妻に申し訳ないことをしたとき、何度僕は「もうしません」と誓ったことか。リニューアル・バウの連続だ。

人生の節々での誓いが、間違いなく、死を受け止めていく練習になるのだ。

6　自分の死を横に置いて、人を助ける

南相馬市からの最初の支援要請は、市立総合病院からだった。

その後、何度も支援に出かけているうちに、地域の医師会長で、原町中央産婦人科医院長の高橋亨平《きょうへい》さん（当時72歳）と知り合った。僕はこれまでたくさんの医師会長を見てきたが、医師会の権利を主張しすぎるので、好きになれない人も多かった。

しかし地域医療に身を捧げている立派な医師会長もいる。頭が下がる、「この人には勝てないなあ」と思わせる医師が、実は地方に多い。

会ってすぐ、僕は亨平ファンになった。

市民の健康を守るために、被ばく線量を正確に測ることが大事だと震災直後から主張しており、身銭を切ってでもやろうとした。

僕が代表を務める日本チェルノブイリ連帯基金（ＪＣＦ）が、積算の外部被ばく量を測ることができるガラスバッジを、高橋さんの患者さんである生まれたての赤ちゃんとそのお母さんに付けてもらって放射線量を測ってきた。

1か月に1回、バッジを取り換え、前の1か月分の積算量を面談しながら説明する。

またそれとは別に、町の主婦の人たちにガイガーカウンターを貸しつけている。その様子を見て、高橋さんは「ＪＣＦが福島のために、そこまでやってくれているので、あとは内部被ばくの計測が課題だ。今度は私が、ホールボディカウンターを買うよ」と言いだした。

　ホールボディカウンターというのは、内部被ばく量を測る機械で、値段は約5000万円。それを個人で購入すると聞いて、それほどの負担をさせてはいけないと思っていたら、それを、市が直接購入することを決めてくれた。高橋先生の献身的な行動が周囲の人々を変えたのである。

「妊婦と子どもを大切にしない国に未来はない」

　高橋さんの口癖だ。僕は何度もこれを聞かされた。

　市立総合病院で内部被ばく量を測ってほしいという希望者を募ると、1万人が応募してきて、一時は半年待ちになるほどの混雑ぶりだった。

　それほど住民は不安なのである。そこで市は2台目のホールボディカウンターを購入した。

　ガラスバッジの計測から、年間2ミリシーベルトの外部被ばくの可能性がある妊婦がいることが分かった。

　ガイガーカウンターの計測で、コンクリートの建物の中に入ると、非常に低くなることも分かった。

　高橋さんの病院はコンクリートづくり。日中の間、スタッフの寮や空いている病室をお母さんと赤ちゃんに貸しだした。行くところがない母子に関しては、寮に引っ越してきてもいいとずっと提案し続けてきた。

また年間2・36〜4・81ミリシーベルトの被ばく予想が出た妊婦さんには放射線を遮断するカーテンを貸しだしたり、外気とはつなげない旧式のクーラーを探して付けた。

線量が高い山際に住んでいる妊婦さんに対しては除染作業を行ない始めた。

その中心となっているのは、若いボランティアたち。大きな病院の産婦人科部長や大学の研究室の研究員ら。亨平ファンの専門家たちがはせ参じたのだ。

ついに高橋先生は、除染研究所まで作った。除染をできるだけ科学的に行なえるようにしたのだ。さらに安全な野菜が食べられるように、水耕栽培セットを研究開発中だ。

高橋先生はいつも科学的に対応しようとしているが、同時に裏側には熱い志を隠し持っている。市民のために、子どもたちやお母さん方のために、歩みを止めない。

高橋さん本人は、唾液や涙が出ない膠原病《こうげんびょう》の一種、シェーグレン症候群。さらにがんとも闘いながら、妊婦さんの家の除染作業の陣頭指揮をとっていた。

集まったボランティアの弁当代は、高橋さんのポケットマネーから出されていた。そういう人なのだ。

3・11の震災後、次々に福島第一原発で水素爆発が起こった。30キロ圏内にある高橋さんの病院には、薬も注射も酸素も手に入らない状態になった。そんな状態の中で最後の最後まで患者たちを治療し続けていた。

3月15日、かつて子宮頸がんの手術をした妊婦さんが破水したと連絡があった。この日も水素爆発が発生し、町はてんやわんや。道路は大渋滞を起こし、10分で来られるはずのところが3時間以上かかった。

その患者は帝王切開で出産する予定だったが、電気がない。輸血用の血液もない。緊急用の薬剤もない。酸素もない。仕方なく救急車を呼んで、福島医大病院に搬送し、無事、彼女は出産した。

彼女からお礼状が届いた。あの困難な中、尽力をしてくださってありがとうございました、と心からの感謝の言葉が綴られていた。

「僕は涙も出ないシェーグレン症候群のため、この10年間涙を流したことはなかったんです。しかし、あのときばかりはボロボロボロボロ。こんなに涙が出るのかと思うほど涙が出ました」と高橋先生。

患者さんも命がけ。医師もまた命がけだった。

ボランティアは、表土を10センチ削り取る。2階の方が線量が高いと分かると、屋根や雨どいに高圧の水をかけて流し落とす。庭の中には、まだら状にミニホットスポットがあるので、測りながら立木の枝落としや雑草を刈る。

その結果、部屋の中の線量は、0・9マイクロシーベルトが0・5マイクロシーベルトに下がり、枝を落としたところは、5マイクロシーベルトから1・3マイクロシーベルトに下がっている。

しかし、その削った土や落とした枝木、刈った雑草をどこに埋めたらいいのか。国の方針が定まっていない。

うだるような暑さの中、重く粘る土を除染するにはプロの建設業者と重機がいる。震災後、僕が仲良くなっていた地元の建築会社の石川社長を「助けてあげて。この人を助けないとキミは人間じゃないよ」などと脅かしながら作業をすすめた。

朝9時～午後3時半まで除染して、銭湯で汗を流して反省会をする。その席上、高橋先生はこう話した。

「とにかく、ひとりの妊婦さんのためにあの灼熱の中、がんばってくれたことに感謝します。でもこれは単なる作業ではなく、長い目で見ると確実に意義のあることだと感じています。これに懲りず、さらなる研究と実践を積み、プロ軍団が誕生していくことを望みます」

日本の未来を背負う赤ちゃんを守り、お母さんを守る。高橋先生の強い意志にたくさんの市民が共感している。

なんとかして高橋先生を支えなければいけないと思い続けてきた。

２０１２年、11月、福島原発20キロゾーンの中にある小高《おだか》中学校から「命の話をしにきてほしい」と依頼された。

彼らの中学校は20キロ圏内にあるため使えない。そのため30キロゾーンの少し外に、プレハブの仮設校舎を建てて勉強している。聞いてみると、僕が書いた『雪とパイナップル』が中学１年生の国語の教科書に載っており、それを読んで感動した中学生たちが僕に会いたいというのだ。

ここで講演をした後、僕は高橋先生に会いにいった。

いつもよりつらそうだった。震災の後、町の人々のために尽力してきたが、大腸がんがすでに肝臓と肺に転移していた。抗がん剤を使いながら生活している。

病状は深刻。大腸がんの肉芽《にくが》が盛り上がっていて、座っていられないほどの痛さだという。オピオイドという痛み止めを使って緩和医療を受けていた。

10月まではお産にも立ち会っていた。この町のお産を守り続けたのである。

最近、南相馬市立総合病院できちんとお産ができる態勢が整った。高橋先生はようやくバトンタッチのときが来たと思った。

お産を止め、婦人科の外来だけにした。

自分ががんになってみて、総合医療の大切さを実感したという。「これからは温かな総合医療が必要になってくるので、そのモデルを作るんだ」と意気軒昂《けんこう》だ。
「何十億円もする先端医療機器や専門医療にすぐ憧れるけれど、幻想だった。新しい機械を使った医療で1回は良くなっても、結局死はやってくる。僕は産婦人科医として生を支えてきたが、もうひとつ大事なことに気づいた」

緊急医療や高度医療が充実していることも大事だが、同時に温かな死を支える医療が行なわれなければ意味がないと高橋先生は考えているようだった。

そう口にした後、高橋先生は息苦しそうになった。

頭が下がる。

そんな状況になっても負けない。しかも自分のことだけではなく、誰かの命のことを常に考えて行動している。

「死ぬかな、と思うときもある。でも、そんなものは、来るときは来るんだよ。仕方がない。命は大切だからと、しがみつきすぎてもいけない」

高橋先生の潔さである。仕事は投げだすのではなく、バトンタッチ。あきらめないで、また新しいテーマを探していた。

震災前と同じ哲学や発想ではだめだ、と南相馬エコシティーの構想を高橋先生は僕に話してくれた。

「休耕地を利用してバイオマスになる作物を栽培し、その作物からエネルギーを取りだし、蓄電池にして電気自動車を作りたい。エネルギーの地産地消をやってみたいんだ」

僕の出演しているニュース番組「ｎｅｗｓ　ｅｖｅｒｙ．」に出演して、夢を語ってもらおうと思ったが、２０１２年の12月、取材の前日、大学病院に入院したという連絡が入った。

明けて２０１３年1月上旬、高橋さんを見舞った僕の友人でもある建築会社社長に高橋さんは言った。

「除染研究所を頼むな。鎌田先生に協力してもらって、なんとしても福島の子どもやお母さんを守ってくれ」

先生の遺言だ。高橋先生から宿題をいただいたので、僕はこれからも南相馬に通い続けます。

寒さ厳しい1月22日、福島の友人たちから涙ながらの連絡が来た。

高橋さんの訃報《ふほう》だった。

大きな人だった。

第3章

死を支える

1　命を賭けたくなるときがあってもいい

7年目ごとに行なわれる諏訪大社の御柱祭《おんばしらさい》。

氏子になって37年。僕にとっては7回目の御柱祭である。

八ヶ岳の麓《ふもと》で巨大なもみの木8本（上・下社で計16本）が切り出され、諏訪大社の上社に向かう。途中、巨木は御神木になるために、急峻《きゅうしゅん》な木落とし坂を落ちたり、清めの川越しをしたり、いくつもの難所を通過して御柱屋敷にすすむ。

御柱のツノのような、メドデコに乗る人も、曳《ひ》き手も命がけだ。この時期、諏訪の人々は熱狂の中に生きる。

第1日目は激しい雨が降り続いた。

たたきつけるような雨の中で、御柱を曳いていると、本宮三の大総代から「先生、乗るかい」と声がかかった。

着ていたカッパを脱ぎ捨て、股引《ももひき》と腹がけ姿になる。いつ声がかかってもいいように、恰好だけは一人前の鳶《とび》のおじさんのような出で立ちをして準備万端である。

嫌いじゃない。声がかかるのを待っていたのだ。このとき、僕は61歳。7年後はむりかもしれない。こんなに危険なことをするのは、最後になるかも。そんな思いも頭をかすめた。人生は何が起きるか分からない。いつも覚悟はできている。

ひとりの中年男から声がかかった。

「先生、これ」

木のお守りである。胸にかけてくれた。焼き印が入っていて、表に御神木、裏にはお守りの文字。

「落ちるなよ」

そう声をかけてくれた。

八ヶ岳に美しい残雪が残っている。春の香りがする中で、「お願いだ！」と木遣《きや》りが透き通った声を張り上げる。すぐにラッパ隊が呼応する。曳き手たちの「エイサー、エイサー、エイサー」の声がわき上がる。

僕は御柱の先頭に乗った。御幣《おんべ》を振って右へ左へと揺れ動く。体の中が熱くなる。グンと御柱が傾き、つんのめりそうになる。

僕の足を、前の巨大な縄に乗っていた若者が支えてくれた。後ろからはベテランの職人さんが脇腹を持ってくれる。僕はさらに夢中になって声を張り上げた。たたきつけるような雨が降り続ける。体中から湯気が上がり、眼鏡は曇る。体中びしょびしょ、声が嗄《か》れていく。それでもおもしろい。

興奮で体中が喜んでいるのが分かる。

「乗るか」と言ってくれる大総代。お守りを用意してくれるおじさん。柱のいちばん前に乗せてくれ、前後の人々が支えてくれる。

僕は地域に支えられて生きていることを実感する。

御柱から降りて、しばらく曳いていると沿道から声がかかった。

「もう1回、この狭い道の難所で乗るなら、お守りを付けていきなさい」

美しい刺し子で編んだお守りを差し出された。親戚づきあいをしている、通称、たぬきのばあちゃんの家のお嫁さんだった。

39年前、この家のじいちゃんが白血病になったとき、僕が主治医だった。

当時の日本では告知をしないのが常識。本人とばあちゃんには重症な貧血だと説明した。ただし子どもや親戚には集まってもらって、詳しい病状を説明した。

約1年の闘病生活の最後、限りある命だからと僕はじいちゃんを家に帰した。大好きな家でゆっくり養生してもらおうと思ったからだ。家族はいちばんいい部屋で、いちばんいい布団に寝かせてじいちゃんを支えた。

ばあちゃんは野良仕事に出た。じいちゃんの代わりに、田畑をしっかり守っていることを見せたかったのだ。

じいちゃんが亡くなった。3年ほどして、ばあちゃんの家で芋汁をご馳走になった。そのときに言われた。

「先生、助からない病気だと教えてくれてたら、野良仕事なんかせずに、じいちゃんの布団に一緒に入って昔話をしてあげたのに……。残念だったよ」

ジーンときた。

死ぬかもしれないことを隠す必要なんかなかったのだ。

ばあちゃんを布団に入れてあげたかった。このとき本当の話を伝えることがどんなに大事かを学んだ。

まだまだがんの告知を行なっていなかった時代だ。できるだけ本当のことを伝えようと決めた。

たぬきのばあちゃんも亡くなり、今度はそのお嫁さんからのお守りだ。脈々と続く生と死の循環を教えられ、支えられていると思った。

山出しの最後は、川越えをする。この川越えで、昔、僕は、メド長に命を助けられ、その人の命も救ったことがある。

死人も出るほどの難所のひとつである。

救急車が待機している。諏訪大社に引き上げられて行く前に、八ヶ岳から引きずってきた汚れた御柱を清めるのである。

危険なところほど、スポットライトが当たる。メドデコに乗りたい若い衆たちがたくさんいる。そんなところでメドデコに乗るための喧嘩が起きないように、メド長というリーダーが取り仕切る。

そのメド長から「先生、ここは危ないから降りろ」と言われた。みんなカマタが祭りが好きなのは知っている。だからいつも安全を考えて、安全なところで僕を楽しませてくれているのである。

地域という掌の上で遊ばせてもらっているような気がする。まるでお釈迦様の掌で飛び回る孫悟空のようなものだ。

僕の代わりに、メド長が後ろのメドの先端に乗った。

気合いと共に、ぐーっと川の土手目指して、せり上がった先頭が、がくんと落ちていく。その瞬間、後ろのメドデコが抜けて空に舞った。たくさんの人が放りだされた。メド長は、7メートルくらい飛ばされ、頭から落ちた。頭蓋骨7か所を骨折した。一時、呼吸が止まり、心肺蘇生をしながら救急車で僕が同乗し、諏訪中央病院に連れていき治療した。

奇跡的に助かった。

沿道沿いからたくさんの声がかかる。寄っていけ、飯食っていけ、一杯飲んでいけ——みんな患者さんの家である。

往診で看取ったり、病院で看取ったり——。この地域では死んだら縁が切れるわけではなく、そのまま連綿とつながっていく。

だから死を大切にするのである。死んだら、おさらばでもおしまいでもなく、死んだ後もつながるからこそ、死にゆくプロセスも大事にするし、死も丁寧に看ていく。そして死んだ後も付き合うのだ。

御柱祭は5月の初旬には上社下社の里曳きが行なわれ、夏から秋にかけて、小宮の御柱がそれぞれに建つ。

御柱祭は熱い。この熱い空気の中で僕はたくさんの人に守られ、生かされている。

2　死ぬ前に一発ユーモアをかましたい

長い医師生活の中で、僕に影響を与えてくれた人がたくさんいる。

告知の大切さを教えてくれたたぬきのばあちゃん然り。

「じいちゃんの布団に入ってあげたかった」。

たぬきのばあちゃんの言葉は、僕の考え方を大きく変え、その後の僕の医療スタイルも変えた。

これはNHK総合テレビの『心の遺伝子』という番組でも話したが、まさに、カマタの心の遺伝子になってくれた人である。

そして、もうひとり、94歳で亡くなったヤマネのばあも、そのひとりだ。

僕は、往診で長い間、ヤマネのばあを診てきた。とても朗らかで、機転のきく優しいばあちゃんだった。

ある日、往診のときにいれてもらったお茶を「うまかった」とばあに言った。そうしたら「うしまけたかね」と返してきた。

はじめ、僕は何がなんだか分からなかった。

ばあは、とうとうボケてしまったのかとさえ思った。しかしボケていたのは僕の方だった。

〝ウマ勝った〟から〝ウシ負けた〟のだと。

94歳が、ダジャレで切り返してきたのである。

死という強敵と闘う最大の武器は、ユーモアかもしれない。

僕の親友の神宮寺の住職、高橋卓志さんのお父さん、高橋勇音《ゆうおん》さんは、亡くなる前に便を漏らした。

看護師さんに股のあたりをきれいにしてもらいながら勇音さんは「これが本当のクソ坊主だな」とみんなを笑わせた。前立腺の末期がんに負けないユーモアだった。

病室の空気が一気に変わったのである。家族もスタッフも肩の力がどっと抜けて大笑い。

死ぬ前だってユーモアは大事なのだ。

僕が死ぬときも一発かましてやりたいと思っている。家族の中で「困ったじいちゃんだった」と語り継がれるような一発を。


ヤマネのばあは、心不全で最期のときを迎えた。これは30年ほど前の話だ。ばあが臨終の床で娘に言ったことを僕はいまでも忘れられない。

「カマタ先生にビールをやっておくれ」

これには、居合わせたみんなは一瞬きょとんとして、次に大笑い。不思議な臨終となった。その後、村のおじさんが言った。

「ヤマネのばあは、いつも他人のことを気にかけてくれた。自分たちもよく助けてもらった。最期の最期は、先生に気をつかっている。他人のことを気にして、さすがヤマネのばあだ――」

娘が泣きだした。号泣だった。哀しくて、そしてよほどうれしかったのだろう。さっきまで笑っていた僕たちも引きずられるように涙ぐんだ。

いい最期だった。

亡くなってから1週間後、ヤマネのばあの娘二人が、諏訪中央病院にやってきた。風呂敷包みを僕に渡したいという。

何かと思って開けてみると、中にはビールが1本。

「うちのばあの遺言です」。娘たちは口々に、

「良い葬式ができました。大・大往生です」

と話した。

人は死ぬときも、そして死んだ後にも笑いがあるものだ。

ヤマネのばあのときも笑いがあって、それから大泣きをしたことを、僕は一生忘れないだろう。

地域で死を支えているから、その死はより自然な形になる。誰も死だからといって、笑ってはいけないなんて思わない。

おかしければ笑えばいいのだ。笑った後に、大切な人がこの世を去ったことに思いをはせて大泣きする。それでいいのだ。


2010年2月、諏訪中央病院のホスピス病棟の回診で、僕は52歳の女性患者に、

「はじめまして、カマタといいます」と自己紹介した。

彼女は乳がんで、皮膚や骨や脳にも転移した状態で、体を動かすこともできなかった。にもかかわらずニコニコ笑っている。

「先生、私のこと思い出さない？」

まったく思い出せなかった。

僕はあまり記憶力がいい方ではない。

困った顔をしていると「うふふ」と笑いながら言った。

「Sの娘です」

まだ分からない。

「うふふ、覚えてないですか？」

と僕が困っているのを楽しんでいるようだ。

「ヤマネのばあの孫です」

ええっ〜、そうか、ばあの孫だったのか。

あのヤマネのばあを支えたのが娘のSさん。そのSさんも僕たちが看取った。

そのヤマネのばあの孫であるKさんがまた諏訪中央病院の緩和ケア病棟にいる。

脈々とつながっているのに驚いた。

回診を終えて、緩和ケア病棟のラウンジでホスピス・ボランティアのいれてくれたお茶を野沢菜や寒天を食べながら飲んでいると、若い娘さんが加わった。

「ヤマネのばあの曾孫《ひまご》です」

うわ〜、ついに4代目か。

乳がんのKさんには、ご主人と二人の子どもがいる。3人は昼間は働き、夜になると、Kさんを見舞い、交代で泊り込んでいた。

Kさんの病状は厳しかったが、いつも穏やかな顔をしていた。家族とつながっているからだ。

病院が患者にどう接してくれるかを、ばあの看護や母の治療を通し、Kさんは知っていて、自分の意識がなくなった後の治療も安心していたのではないか。諏訪中央病院は最後の最後まで丁寧に診てくれると信じていたと思う。

意識のないKさんに「カマタが回診に来ました」と大きな声で言うと、「うふふ」と一瞬笑ったように見えた。


御柱祭が始まった。

八ヶ岳から切り出された大木が、病院裏手の御柱街道をたくさんの氏子に曳かれていく。祭が好きだったKさんにも聞こえたはずだ。その数日後、Kさんは静かに息を引きとった。

僕は、地域医療を始めて39年。心の遺伝子のひとり、ヤマネのばあを先頭に4代にわたって関わらせてもらった。

地域医療って奥が深いなと思った。

3　死を看取れる医者を育てる

研修医制度が変わった。それまで多くの医学生たちは卒業すると、大学の医局に入った。そこである程度育てられると、大学の教授や医局の決定で、関連する地方の病院に派遣されるという制度を長く続けてきた。

新しい制度になり、医学生は研修病院を自由に選択できるようになった。それに伴って、実習に行きたい病院を見つける、新しいスタイルの〝お見合い〟の場ができた。

『レジデント ナビゲーション フェア』という。東京、大阪、福岡で開かれた。２０１０年７月４日、僕は大阪で開かれたフェアで記念講演を頼まれた。体育館のようなイベントホールに１４００人の医学生が集まった。全国からは４００の病院がブースを出していた。初期研修をする医学生や現在研修をしている後期研修医を獲得しようと、どの病院も必死だった。もちろん大学も、自分たちの大学の研究や臨床、教育を守るためにも、若手の医師が必要である。

病院が選べるようになって、都市部へ若い医師が集中しだした。地域医療の崩壊が言われるようになった。大学自体に医師がいないため、それまで細々となんとか地方の病院に送っていたのが、送れなくなったのである。地方の病院も自分たちで若手の医師を獲得し、教育し、自分たちの病院を守る必要が生じてきた。

そんな中、地方でもがんばっているところがある。

沖縄には群星《むりぶし》という臨床研修病院群プロジェクトで、29の病院が連携して研修を行なう。ひとつの病院で研修ができない項目があると、他の病院でその研修ができるようなシステムである。研修体制がしっかりしていると、若い医師たちは集まる。50人を超す研修医が集まっている。

北海道にも室蘭市などに北海道家庭医療学センターという新しいシステムとして脚光を浴びているところがある。いくつかの過疎の診療所を、二十数人の医師が集まって運営し、教育も行なっている。大きな病院でスペシャリストを目指して研修を望む若い医師と、もう一方で、地域で住民と触れ合いながら温かな医療に携わりたいという若い医師がいることが分かった。

諏訪中央病院も、このフェアにブースを出していた。若い医師や医学生であふれかえっていた。研修病院では指導医がしっかりしていることが肝心だ。

諏訪中央病院は指導態勢がしっかりしていると、口コミで若い医師たちが集まりだした。

かつてはカマタを慕って若い医師が集まった時代もあったが、いまは退職して、週1回、外来を担当し、緩和ケア病棟の回診と原村診療所に応援に行く仕事になっている。カマタがいなくても指導体制が充実していることは周知となり、若い医師が集まってくれる。

さらに諏訪中央病院では、評判のスーパー指導医を各病院の許可を得て1週間ずつ派遣してもらい、二重三重に教育密度を上げようと努力している。

僕も研修委員会から、ホスピス病棟を回診するときには研修に来た医学生たちを連れて歩くように指示されている。絶望の中にいる末期がんの患者さんたちと、どんなふうに接し、会話の中から患者さんの希望をどう見出し、実践していくのかを研修医に学んでもらうのである。

医療は助けてナンボだから、緊急医療や高度医療がとても大切だ。しかし、すべての人を医療は助けられない。1回助かった命も年をとる。どんな命にも必ず最期はやってくる。

温かな医療も同じくらい大切だ。若い医師たちの腕を磨くのと同時に、温かな心を磨いてあげるのも、教育の大きな柱である。

諏訪中央病院で「ニッコウキスゲを見にいきたい」といった末期がんの患者さんをサポートした研修医は、緊急の婦人科のオペが入り当日行けなくなった。

他の医師たちが支えて霧ヶ峰に出かけた。患者さんは「満足です」と喜んだ。研修医は死を目前にして怯えているひとつの命が、どうしたら勇気を取り戻せるかを勉強したと思う。

２０１０年の全国の大学医学部の入学者数は８８４６人。３年前よりも１２００人増えている。国は医師の数を増やそうと必死だ。

ただ数を増やすだけではなく、温かく、腕のいい、そして人間は必ず死ぬということを理解し、患者さんの覚悟を支える志の高い医師をどう育てるかが問題だと思う。

２０１２年秋、司法書士の方から電話がかかってきた。福島県に住む80代の女性が、いま遺言を作っているのだが「鎌田先生に遺産をお分けしたい」と言っているという。「若い温かな医師」を育ててほしいという希望があると聞いた。

僕はピンときた。この方と、電話で話したことがあった。僕が出演しているラジオの番組の大ファンだと名乗っていた。

僕が震災後、福島に通い続け、支援をしているのを知っていたのだ。

大事な遺産を僕個人がもらうわけにはいかない。諏訪中央病院の浜口院長と名誉院長のカマタの名でいただき、議会に報告して病院の中に、若い医師養成のための基金を作って運営したいと話した。

いずれ、この方が住む福島で働きたいという医師を育て、福島に送り込むことができたらいいなあと思う。そうすればこの方に対する恩返しもできるだろう。震災後に最も早く30キロゾーンに救援に入った諏訪中央病院の医師たちは、福島とも深いつながりができている。こういう温かい申し出があることで、さらにまた太いパイプができていく。

温かなスタイルで命を守る医師を育て、少しでも医療全体の底上げに貢献できたらいいと思っている。

4　ひとりの青年が遺してくれた「心の財産」

諏訪中央病院は若い医師たちがたくさん集まる研修病院である。いわゆるマグネットホスピタルだ。田舎の小さな病院にもかかわらず、研修医が26名もいる。

１９７４年にカマタが行なった地域医療の話をしてほしいと研修委員会から頼まれた。そこで僕は地域のことを知ってもらおうと、近くのお寺を借りて『鎌田塾』を開くことにした。

蕎麦《そば》打ち名人の小林一茶《ひとし》さんがやってきて、若い医師たちにうまい蕎麦を食べさせてくれた。この人は、「たぬきのばあちゃん」の息子さん。何十年経ってもつながっているのだ。お寺さんも鯉の煮つけと、「勉強会が終わったら飲みなさい」とお酒を差し入れてくれた。

ありがたい。お寺さんが優しいのだ。地域に開かれている。地域の宝である若い医師たちを支えたいと思ってくれている。

『いのちの輝きを考える会』という尊厳死カードを発行している会がある。

現在2100人ほどが、自分の意識がなくなったときに無理な治療をしてほしくないといった意思を表明したカードを持っている。その会から役員が二人来て話をしてくれた。

そのひとりが鈴木きみ子さん。久しぶりの再会である。23年前に20歳の息子・研一さんを諏訪中央病院で看取った。彼は18歳から2年間、進行した悪性リンパ肉腫を患《わずら》い、僕の病院で治療した。

みんなに好かれるスポーツマンだった。抗がん剤がつらくても泣き言を言わなかった。

骨髄の回復が遅れていますねと先生に言われると「なんと軟弱な骨髄なのか、しっかりしろよ」と自分の骨髄に向かって気合いを入れた。

家族も彼を温かく支えた。

お父さんは仕事の帰りに必ず病院に寄って、息子にマッサージをしてあげた。

仕事で疲れているお父さんがウトウトすると「親父、怠けるなよ」と笑いながら気合いを入れた。なんでも気合いなのだ。

血液のデータが悪いと説明すると「ちきしょう。この世の終わりのような言い方をしやがって」。

表現がいつも素直でストレートだった。

その後すぐに「負けてたまるか。おれがしっかりしなくっちゃ」と自分に言いきかせた。

治療の最後は肉体的苦痛がさらにひどくなった。

「いままでとは確かに違う。もういっぱいいっぱいだ。でもがんばってみせる。負けてたまるか」

彼に慰めの必要はなかった。いつも周りに優しく、自分に厳しかった。

「植物人間にしてまで生かしてくれるな。人工呼吸器も付けてくれるな。おれが生きられるところまでおれの力で生きるから」

自分の命は自分が決めるという覚悟がこの少年にはあった。

最後に一度だけ泣き言を洩らした。

「結婚もしたかったし、子どももほしかった。海外旅行にだって行きたかったなあ……」

そして最期のときを迎えた。

家族や友人、病院のスタッフに感謝の言葉を残して逝った。

彼の死後、お母さんは病院の応援団になってくれた。がん患者を抱える家族の電話相談を始めたり、地域でお茶会を開いて、家族の不安や愚痴のはけ口を作ってくれた。その後もきめ細かい地域の活動をずっと続けている。

きみ子さんは『鎌田塾』の最後にこんな話をした。

「諏訪中央病院はほかの病院とは違うのです。いまも忘れられないことがあります。職員の親睦会で東京ドームに行く企画がありました。息子の研一が『いいな』と言うと、みんなが連れていってくれることになりました。発熱して実現はしませんでしたが、信じられないことでした。職員がのびのびリフレッシュしようとしている行事に、患者さんを連れていってくれるなんて、ほかの病院では聞いたことがありません。外出できなくなったとき、病棟の看護師さんたちが、どこかに行くと必ず神社やお寺にお参りし、お守りを買ってきてくれました。息子が亡くなった後、枕の下から出てきたのは7つのお守りでした。お医者さまと看護師さんが精力的に病気と闘ってくれながら、息子の心も支えていただきました。それが諏訪中央病院の文化、それが伝統です」

こうやって諏訪中央病院スピリットはバトンタッチされていく。

住民が医師を育ててくれる病院なんて、日本中にないと思う。ありがたい。

5　働くことと愛すること

2011年、心配していた統計が警察庁から発表された。全国の自殺者の数である。

この年5月の自殺者は、3329人（暫定値）で、昨年の2割増だという。福島県では、5月の自殺者が実に4割も増えている。地震、津波、見えない放射能、風評被害。いくつもの困難が重なって、自殺者を増やしていると思われる。

何度も被災地の応援に入っている僕は、あちこちで心のケアチームの活動を目にしてきた。実によくやっている。

まずは、阪神淡路大震災や新潟県中越沖地震のときに比べて、ケアに関わっている人たちの数がかなり多い。全国から精神科医や心理療法士、精神医療に詳しい看護師たちが、うつ病や自殺を予防しようと、心のケアチームをつくって避難所を巡回していた。

地元の精神科のクリニックにも出向き、診療を手伝っているチームもいた。それでも自殺は増え始めているのだ。

もともと自殺は、3月がピークで、8月までは減少傾向で推移する。そして10月になると2度目のピークを迎える。例年のように推移するのならば、これからできるだけ問題を解決していかないと、この年の10月は大変なことになるだろう。

20世紀を代表する精神医学者、フロイトは、困難の中で生き抜くためには、二つのことが必要だと言っている。ひとつは、働く場所があること、もうひとつは愛する人がいること。

今回の東日本大震災では、この両方を失ってしまった人が多い。「がんばれ！」と肩をたたくだけでは、なかなか問題は解決しないのだ。

先日も福島の海岸沿いの町で3歳の息子さんの遺体を見つけようと、親御さんとその仲間が必死にヘドロをかきだして捜索を続けていた。その沈痛な面持ちを見ると、いたたまれず言葉もかけられなかった。

愛する者を失った悲しみは、なかなか癒されるものではないが、職場を失った人には、手を差し伸べることができるはず。

スイスの経営開発国際研究所（ＩＭＤ）の『世界競争力年鑑』の「政府の効率性部門」ランキング（２０１０年）を見ると、先進国59か国のうち日本は50位。政府がスピーディーに動かないから、効率が悪いのだ。

その順位の通り、震災の義捐《ぎえん》金約２７００億円は、いまだに被災者の元に届けられてはいない。被災者に、お金が配られなければ、お金をつかうこともできないので、お金が回らない。地域や日本全体の経済が回らない。

野党に「早く仮設住宅を建てろ」と責め立てられて、民主党政府は必死になって目標数を達成しようとしているが、建設地が街の中心地から遠かったりして、キャンセルが多数出ている地域もある。

それならば、仮設住宅を建設しないで、その費用を新築しようとする被災者に上乗せしてあげればいいのである。

新築するためにローンが組まれて、地元の金融が元気になる。どう効率よくお金が回転していくかを、もっと政府が考えなければいけない。

２０１１年6月21日に発表になった、電通の「今年のボーナスの使い道」によれば、１位は国内旅行、２位はＬＥＤ電球の購入、３位はぜいたくな外食だった。

人々のお金のつかい方は、実にいい線をいっている。ＬＥＤは節電にもなり、購入費用は高いが長い目で見れば、家計の帳尻は合うはず。電球を買えば、家電メーカーの景気も良くなる。外食産業も震災で大打撃を受けたが、秋口からはだいぶ戻ってくるはずである。

中でも大事なのは観光業である。日本国内を日本人が旅行することは大いにけっこう。

その一方で、2010年、861万人までふくらんだ訪日外国人客を再び戻す必要がある。震災の影響で、一時期、成田の入国は6割減にもなった。

震災と原発事故で、外資系の企業は、その本部を関西に移したところもある。日本国内ならまだしも、香港や上海やシンガポールにまで移した企業もあるというから、日本の空洞化がますます進まないように、政府はしっかりと舵取りをしていかなければいけない。

そのためには、日本人がまず東北を旅行してみせることだ。

僕はこれまで8年間、障害者の人たちを連れて「鎌田實と温泉に行こう」という旅の企画を行なってきた。

これまでは、毎年、信州の温泉で開催してきたが、今年は、東北。被害が少なかった宮城県松島町に行く。日本三景のひとつだ。松島町の大橋健男町長も大歓迎してくれるという。松島の遊覧船に乗り、郷土芸能のスズメ踊りも特別に見せてくれるそうだ。

障害が重い人でも、福祉系の大学生のボランティアが参加するから大丈夫だ。今回は障害のない元気な人もオーケー。カマタの講演会もある。

こうやって呼びかけたら、250人の車椅子の人や末期がんの人、うつ病の人たちが集まってくれた。参加者全員が東北を応援したいのだ。誰かのために、生きたいのだ。

参加者たちは「今回の旅がいちばん良かった。おれたち、来ただけでこんなに喜んでもらえた。おれたちも役に立つなあ」と口々にうれしそうに話していた。

死ぬほど苦しい状況に陥ったとき、働く場があることと愛する人がいること、この二つを頭に入れながら、東北を元気にし、日本全体を活性化させていく必要があると思う。

うつ病や自殺を減らすためには「希望を持て」という言葉よりも、日々の暮らしの中で、雇用を増やすことだ。

みんなで東北に行こう。みんなで東北の物産をお取り寄せしよう。

すると東北の経済は良くなる。愛する人を失った悲しみは、そう簡単には癒えないが、働く場を増やしていくことで、困難に立ち向かう勇気もわいてくるはず。

6　自殺者が減ってきた

日本では14年間、年間3万人を超す自殺者が出ていた。

僕も自殺予防の講演を頼まれ、「生きているって素晴らしい」というタイトルで全国で話をしているのだが、自殺を減らすのは、非常に難しいと感じていた。

ところが、驚いたことに、2012年秋、自殺が減りだしているのだ。

僕は、一般社団法人社会的包摂《ほうせつ》サポートセンター『よりそいホットライン』の評価委員を務めていて、そこのデータで知った。

『よりそいホットライン』というのは、24時間どこからでも無料で、どんな相談でも受け付けている窓口である。多い日には、1日4万件のアクセスがある。2011年の10月に、岩手、宮城、福島の被災地3県の心をサポートしようという国の支援で始まり、2012年の3月から全国エリアへと拡大された。研修を受けた相談員1300人と弁護士や医師などの専門スタッフも関わっている。

データによれば、自殺者は毎月500人前後減り始めている。なんと、15年ぶりに、3万人を切って、約2万7000人となった。

自殺者が減少し始めたのは、どうしてだろう?

2008年、麻生政権の時代に自殺者対策強化基金が作られ、3年間で100億円を投入し、それを活用した事業が全国で展開されるようになった。

僕も講演会に呼ばれた。忙しい中、全国をかけ回った。講演会場のロビーに弁護士、保健師、ハローワークの職員や社会福祉事務所の職員がやってきて、ワンストップ型（1か所でなんでもそろう）の相談会を開催していた。この費用が基金から捻出されていたのである。

その後、この会にやってきた女性から手紙をもらった。

「何もかも希望を失って、私なんかいない方がいい。死んだ方がいいと思っていました。つらくて孤独で……。でもこの会で、先生の話を聞いて、今年45歳になる私ですが、もう少し生きてみようかと思うようになりました」

多様な悩みに適応するワンストップ型の電話相談や相談会が大事なんだと思う。自殺念慮のある人の悩みは、大概ひとつではなく、複数だという。病気があって、失業し、とても寂しい想いをしている……。

こんな複雑な問題を抱えている人に、失業手当の受け方を教え、ときには住まいの確保に協力し、精神科の病院を紹介するなど多様な対応がなければ、なかなか問題の解決には至らない。

自殺対策支援センター『ライフリンク』の代表、清水康之さんにも聞いてみた。『ライフリンク』は足立区と連携して、ワンストップ型の総合相談会を開催してきた。すると、昨年は、一昨年に比べて自殺が20％も減ったのだという。

「相談会に駆け込めば、どんな相談にものってくれるという受け皿を作って、それを徹底したことが良かったのだと思います。問題を抱えて孤立していた人たちが、問題解決の道を見つけ、生きるという道を選択できたのでしょう」

『よりそいホットライン』でも、複数で多様な悩みに答えようとしている。電話相談だけではなく、同行支援といって、現場に飛んでいき支援している。やっと、一人ひとりに対して、キメの細かい対応ができるようになってきたのである。

インターネット社会の中、つらいとか、寂しいとか、画面上で訴える人が増えている。もちろんインターネットのつながりで救われている人もいるが、つながる道具のインターネットがつながらない人間関係を生みだし、それがみんなを苦しめている一面もある。

家族の中でも、地域の中でも、職場の中でもつながれず、そこに病気や雇用の問題が加わると、立ち直れないほどのダメージになる。

「どうせ自分なんてダメな人間なんだ」と思いこんでしまう。

僕は内科医になる研修を積んでいたとき、先輩の医師からこう言われたことがある。

「がんなら頭頸部がんの患者さん。そのほかにも人工透析の患者さん、腎移植の患者さん、膠原病などの難病患者さんには、十分気をつけるように」と。

こういった病気と闘っている患者さんは、自殺する比率が一般の健常者に比べて数倍も上がるからだ。病気だけを診ないで、その病気を抱えている患者さんの心を支えることを心がけるようにと、アドバイスしてくれたのである。

自殺には、うつ病やアルコール依存症、パーソナリティー障害、統合失調症などの精神疾患が関係しているものが半数近くあると言われている。

こうした中で新しい試みが始まっている。

ゲートキーパーと呼ばれる一般人たちの養成だ。町の薬局、学校の先生、民生委員、会社の人事担当者、地域活動をしている主婦などが勉強に取り組んでいる。

家族や仲間の変化に気づいて声をかける「気づき」、本人の気持ちを尊重して耳を傾ける「傾聴」、早めに専門家に相談するように促す「つなぎ」、温かく寄り添いながら見守る「見守り」をして、役目を果たしている。

ゲートキーパーをもっと養成できれば、さらに自殺を減らせると思う。

今年、長野県で行なわれた自殺予防のシンポジウムで記念講演をした。

僕は人寄せパンダ。とにかく、たくさんの人に集まってもらい意識を変えたいのだ。

その中で60代の男性、荻野正明さんが自らの自殺念慮と自殺に失敗した過去を赤裸々に告白した。

当事者の言葉はとても重かった。こういう勇気が、いま、悩んでいる人に対し、自殺を思いとどまらせる力になっている。

彼はある放送局に勤めていたが、転勤と出世が重なり、職場のストレスに負けてうつになった。

「自殺を試みたが、運よく失敗した」「それでも私は生きている」――。

自殺に失敗して「生きていて良かった」という当事者の声がたくさんの人々に届くと良いと思った。

その後、数年間は苦しい時代があったが、立ち直り、最後まで勤めて定年を迎えたという。

職場に理解者がいたことと、娘さんがかけてくれた温かい言葉が立ち直りのきっかけになったそうだ。

キーパーソンが必要なんだと思う。

悩みを打ち明けられるキーパーソンを探してほしい。

もし身近にいなければ、『よりそいホットライン』（0120―279―338 つなぐ、ささえる）に電話をしてほしい。総合相談会も全国で開催しているので、自殺するほど思いつめている方は、ぜひためらわずに相談してください。

7　死の伝承

柳田國男の『遠野物語』が世に出て、2010年でちょうど100年。その記念講演をしてほしいと、岩手県遠野市から電話が入った。

僕の住んでいる長野県茅野市からは遠い。東京に出て東北新幹線で新花巻まで行く片道7時間の旅。

この半年後に大震災が起こるなんて想像もしなかった。震災後は岩手県の被災地支援の拠点がこの遠野に置かれたので、何度も救援のたびに、ここを通って入った。

美しい町である。

里があり、山がある。

高い山々に囲まれた美しい盆地である。

城下町でもある。

近くに金が出たこともあり、多くの人が往来した。この往来によって遠く離れた里の話が遠野にもたらされた。そして、囲炉裏《いろり》を囲みながら、親から子どもへ昔話が伝えられていった。

『遠野物語』の一節に、こんなくだりがある。

《旧家にはザシキワラシという神の住みたもう家少なからず。この神は多くは十二三ばかりの童子なり。折々人に姿を見することあり》（『柳田國男』 ちくま日本文学）

座敷童子《ざしきわらし》や河童、家の神信仰のひとつ、オシラサマの話が有名である。

中でも座敷童子がいる家には富がもたらされると言われる。

二人の座敷童子がいた孫左衛門という家では、二人が出ていった途端に、娘ひとりを残し、一家と、この家で働いていた者全員が毒キノコにあたって死んでしまった。

不気味で悲しい話も多い。

オシラサマも怖い。

娘と馬が夫婦になり、怒った父親が馬を殺すという話だ。

またこんな話もある。

以前は60歳を過ぎると、楢山節考の姨捨山《おばすてやま》伝説と同じように、遠野にもでんでら野という60歳を過ぎた老人たちを、街の外に出す風習があったという。

老人たちは新しい集落を作り、若い者たちに迷惑をかけず、自然に生き、ときどき、でんでら野から里へ下りてきて、子どもたちと交流しながら、また余生の生活をする場所に戻って、自然と死が来るのを待ったという。

そこではみんなが死を意識した。

若者もいつかその年齢になれば、そこへ行く。そう考えていたのである。

子どもたちに聞かせる昔話に「死」がこんなに入りこんでいるとは思わなかった。

『ブルターニュ 死の伝承』というアナトール・ル＝ブラースが書いた、８８００円もする分厚い本がある。ケルト民族の末裔であり、ブルターニュに住み着いたブルトン人が死にまつわる超自然的物語を口述で伝承している内容で、幻想的な死者の世界がそこにある。口述がいい。

また真野倫平《まのりんぺい》の『死の歴史学』では、フランス史に残る英雄の死や受難の死などの陰惨な死がこれでもかと記されている。

死は永遠の疑問符なのだ。

たくさんの哲学者や文化人類学者たちが死を取り上げてきた。

柳田國男もそのひとり。だが、市井《しせい》に伝わる物語は、柳田國男の『遠野物語』の格調高い文章とは違っている。これがすばらしいのだ。

語り部の佐々木イセさんという80歳のおばあちゃんにお会いした。

座敷童子の筋は、どの語り部もほとんど同じだが、イセさんの話の最後は、少し違う。

「座敷童子の入った家は、大した家でなかった。その家の夫婦は情け深い夫婦で、わらしどいっぺいで食うものねえって聞けば、われどのいっぺもねのに、食い物半分持っていってやったり、怪我人が出て仕事遅れだって聞けば、行って手伝ってやったりする夫婦だったが、その家さ、座敷童子入ってから、どんどんよぐなって、いまでもその家、いい家でいるだどさ、どんどはれ」

昔語りは、その家流に味付けがちょっと違っているみたいだ。

イセさんがおばあちゃんや母親から聞き、それを娘や孫に語りつないでいる。これだけでも5代だ。

「自分が語っていることは、ばあちゃんの話のままで、何も変えていない」と笑った。娘の語りを聞いたが、イセさんとそっくりだった。自然にあるがままに伝わっているようだった。

子どもは怖い話が好きだ。

何度も何度も同じ話を聞きたがる。昼間の野良仕事で疲れきっているのに、孫から昔話を催促されて、話をしているうちに眠くなり、違う話が混ざってしまうこともある。

イセさんはときどき4歳の孫に「ばあちゃん、違う違う」と注意されるという。

微笑ましい光景だ。

イセさんが、よく子どもたちから催促され、自分でもいちばん好きなのは、「お月にお星」。

これは『遠野物語』の中に入っていない。『遠野物語』に収録されない話も700～800もあるらしい。

遠野に行ってカッパ淵や伝承園やふるさと村を見て、ばあちゃんの昔話を聞くと、柳田國男がなぜこの地に興味を持ったかがよく分かる。

どんなに怖い、しかも具体的な村の中で起きた事件を「昔あったずもな」と、ばあちゃんが語りだすと、その悲惨な事件が、なんだか温かな人間の営みに変わり、子どもたちに大切なことを教えているように変わっていく。

人間に必ずやってくる死に、目をそらしていない。死の話をしながら、命の大切さを子どもたちに語っていたのだ。そして最後は必ず「どんどはれ」で終わる。

ばあちゃんたちは子どもたちに藁《わら》仕事をしながら話を聞かせることが多い。作業も語りも終わりが近づく。「どんどはれ」は、足に残っている藁くずを払いながら、これでおしまい、という意味である。

昔話はやはり口承だ。死はつらい話だが、口承の中で語られるときに、死はやわらかくなったり、温かくなったりする。

子どもの頃に、やがて必ず来る死のことを聞いて、頭の片隅に留める。自然と体の中で覚えていくのではないだろうか。

絵本だって同じだ。

『100万回生きたねこ』などは、死んでも死んでも生き返るネコが、最後に1匹のメスネコと出会い、愛しいネコとの子を生み、そして愛するネコの死を悲しみ、絶叫しながら、最期は自分の死を受け入れて穏やかに死んでいくというストーリーだ。

みなさんも東北に行って、伝承の話を聞いてみては。なんとも心が温かくなってくるから不思議だ。

8 「温泉に浸かっている」ような幸せ

「神の木を神の子がひく御柱」

茅野の俳人、原天明《てんめい》さんにこんな句がある。

老いも若きも、地位のある人もない人も、だれもが「神の子」となって御柱を曳くのである。

僕も神の子になって曳いたり乗ったりして氏子の役目を務めた。

天明さんの父親、イサオさんとは、長年にわたって付き合ってきた。

イサオさんは70年も前にロシアに行ったことがあるという。僕が過去何回もチェルノブイリの子どもたちの救援に行ったことを知ると、僕の外来に来て、ロシアでの昔話を楽しそうに語ってくれた。

飄々《ひょうひょう》とした、楽しいおじいちゃんだった。

イサオさんは10年前の5月、脳卒中で倒れた。

10日間入院したが、イサオさんたっての頼みで家に帰ることになった。

彼は自由人だった。

縛られるのが大嫌い。

規則の多い病院にいるよりは、大好きな自宅で過ごすのがいいと、家族も僕も思った。望み通りにしてあげた。

ときどき僕も顔を出した。

「来たよ。カマタだよ。分かるかい」

「おう」とうれしそうな笑顔が返ってきた。

そのイサオさんが半年の自宅療養の末、91歳で亡くなった。

2か月後、天明さんから手紙とビッグなプレゼントが届いた。

なんとロダンの本物の彫刻だった。いまも彫刻は諏訪中央病院の玄関ホールに飾ってある。

天明さんの手紙には次のようなことが記されていた。

「先生はじめ看護師さんがたには長い間、本当にお世話になりました。なんとお礼を申し上げていいか戸惑っている間に、四十九日が過ぎようとしています。

親父は5月8日に寝付きましたが、家族にとっては毎日が楽しい半年間であり、心ゆくまで介護することができました」

亡くなる1か月前のこと。

ベッドで寝ているイサオさんが、突然「紙と鉛筆を持ってこい」と言い、里謡《りよう》を口ずさみ、自ら書き残したという。

「うちのそばには一年中お湯の出ているところあり」

いかにも洒脱《しゃだつ》なイサオさんらしい。

イサオさんの家の近くに温泉があるわけではない。

周囲の人々がイサオさんを温かく見守り、寝付いていたイサオさんは、その温かさを温泉に浸かっているような感覚で、こう詠んだ。

「この歌は、日頃温泉好きだった父の満足感にあふれた歌であり、家族、親戚、友人、知人に宛てた心からのメッセージでもあります」と天明さんは言う。

これからしばらくして、イサオさんの容体は悪化。

僕はすぐに出向いた。

突然の訪問を、イサオさんも家族も喜んでくれた。

途切れ途切れの会話の後、イサオさんは「ありがとう」と小さな声を発した。

僕にだけではない。近くにいた息子や嫁、孫たち、病院のスタッフたちにも心をこめて何度もありがとうと言った。

介護地獄に陥らず、見事な最期を迎えることができたのは、なぜだろう。

家庭内介護をイサオさんが望み、大変な負担を強いられるにもかかわらず、家族がそれをかなえてくれたことにイサオさんは感謝していた。

それこそが大きな理由だろう。イサオさんの幸せの形を見せてもらった気がした。

いま、世の中は殺伐《さつばつ》としている。

厳しい経済や就職難、リストラ、いじめ、児童虐待、介護地獄――。そんな中で、周囲に感謝できたイサオさんだからこそ、自らの「温泉」を見つけられたのではないか。

僕の患者さんに、末期のすい臓がんのおじいちゃんがいた。

そのおじいちゃんが最後は「卵かけご飯」が食べたいとずっと語っていた。

いよいよそのときが来て、「卵かけご飯が食べたい」と言いだした。

家族は泣きながら「卵かけご飯」を用意する。

丁寧にお米を研《と》いで、精一杯おいしいふっくらとしたご飯を炊いた。

鶏を飼っている人から、生みたての卵を分けてもらった。そしてでき上がったのは、普段よりは手をかけた贅沢な「卵かけご飯」だった。

おじいちゃんは一口食べた。

「うまいなあ」――幸せそうな顔だった。大往生だ。

この患者さんもまた家族の心尽くしの温泉のような温かさを感じたに違いない。

自分の死を自分で決め、家族はお米を研ぎながら、卵を探しながら大切な人を失う悲しみを感じ、おじいちゃんの望みのままに送りだしたということで心を癒した。

僕も心をホッとさせてくれる自らの「温泉」を見つけようと思っている。

第4章

ジタバタしない

1　この国を守るための覚悟　「福島原発行動隊」

『福島原発暴発阻止行動プロジェクト』——なんだ、これは？　と思った。どうしたって気になる。

聞けば、60歳以上のおじさん、おばさんたちが福島第一原発事故収拾のお手伝いをしたいと現地支援を申しでたのだという。一時は「老人決死隊」と呼ばれた。

２０１１年の半ば頃、僕は発起人で理事長の山田恭暉《やすてる》さん（72歳）に会いに出かけた。このグループは、いまでは一般社団法人『福島原発行動隊』として登録したが、その頃はまだ社団法人にはなっていなかった。

山田さんは、３・11のニュースを見ていて、これは大変なことになったと直感したという。

定年前は、住友金属の工場で廃棄物を回収するプラントを作っていた技術者の直感は鋭かった。東京大学の学生時代は安保闘争に関わった。

理事の平井吉夫さんも早稲田大学で闘争に加わった。

同じ安保闘争に関係していても、東大と早稲田では学生に対する扱いが違った。東大ではたとえ逮捕されても復学ができ、目指せば教授にもなれたが、早稲田では道は閉ざされたという。平井さんは、長年、編集の仕事につき、現在でもドイツ語の翻訳をしている。

「原発のニュースを見て、正直に言うと、これはやばいと思った。年寄りなら多少、放射能を浴びてもいいいんじゃないかと簡単に思ってしまったんですよ」と山田さんと平井さんは微笑む。

二人は優しい。余分な放射線は、たとえ1ベクレルでも、若い人たちが浴びるべきではないと考えたのだ。

二人と僕は9歳の年の差がある。彼らが関わったのは、60年代安保。僕らは70年代安保。

彼らは、いまでも1300人くらいの元仲間と連絡がとれるという。60年代安保と70年代安保の違いは、闘士の団結力。

いまでも連絡がとれる60年代に対し、僕らの世代はバラバラである。

僕ら団塊の世代は、社会を変えようという闘いを挑みながらも、一人ひとりが自分の道を見つめる内省傾向が強かった。

だから運動がバラバラになりやすかった。すぐに、弱体化した。しかし、一貫して60年代安保の世代は、徒党を組み、スクラムをより強化させた。

僕らは徒党を組んでも、すぐ分裂をした。

グループ結成の発端は、山田さんから平井さんにかけた1本の電話だった。それを平井さんの奥さんで、事務局長をしている和子さんが受けた。

「〝自分たちの世代がなんとかお手伝いしよう〟と言われ、夫より先に、すぐにやりますと返事してしまったんです。反核運動をしていましたから、原子力発電をあまりいいものだとは考えていなかったんですが、反対まではしなかった。なんとなく過ごしているうちに原発事故が起きて、若者世代に対して申し訳ないと思いました」と和子さんは話す。

すぐにでも現地で作業をしたいと手を挙げた。技術的な作業ではなく、原発の敷地内で専門家集団がいい仕事をするための後方支援をする側に回ってもいい。なんでもいいから役に立ちたかったという。

原発行動隊のメンバーは当時約580人。サポート隊員は1600人だった。

僕は彼らに「なんでそんなことができるんですか」と質問してみた。すると平井さんは、意外なことを明かした。進行した大腸がんになったのだという。

触っただけで腫瘍が分かった。20センチの大きな腫瘍で、手術で大腸の右側全部と、十二指腸、胆囊、肝臓、胃、膵臓の一部を切除した。病院に山田さんがやってきて「死ぬ覚悟をしろ」と言い残していった。

「まったく、お見舞いだかなんだか分かりませんよ」と平井さんは笑う。

僕は、こういうかっこいい運動を実行できるのは、何か行動変容を起こさせる理由があったのではないか、と山田さんにも突っ込んだ。

「実は、私も悪性リンパ腫の中でも最も重い末梢型T細胞型リンパ腫なんです」と明かしてくれた。

主治医からは、放っておくと5年生存率は2割、抗がん剤を使うと3割になると説明されたらしい。明快な説明だったと、山田さんは言う。

「事実は事実。仕様がないと思った」

この世代の人たちは、この辺がスゴい。

いつでも冷静で客観的に物事がとらえられる。治療を始めて3年経ったいまでは、寛解状態にあるようだ。

「患者会にも行ったのですが、明るく楽しくしていればがんが克服できるというムードが嫌でやめました。そんなのキレイごとです。死を受け入れた上で、いまは楽しくという考えでなくてはダメです。死を覚悟したときから、いろんなことが美しく見えるようになりました。平井くんに死ぬ覚悟をしろとお見舞いのときに言ったのは、そういうことなんです」

「死」の哲学のある人は強い。

この延長上に、原発の収束に向けてのお手伝いがあったのだ。

自分たちは、原発の賛成、反対は言わない。原発事故の収拾にだけ集中する。死を覚悟するといろいろなものが美しく見えるだけではなく、怖いものがなくなる。やり残したことがあれば、それをきちんとやっておきたくなる。思えば、僕はずいぶん前から怖いものがなかった気がする。親に捨てられたときに死んだも同然だと考えていたからかもしれない。後の人生はオマケみたいなもの。

山田さんも自分が進行度の高いがんになり、死ぬかもしれないと覚悟したからこそ、親友の平井さんにも「覚悟しろ」と言えたのだ。

死を受け止められるようになると、生きることがとっても楽になる。何が起きてもおもしろく、「ま、いいか」ととらえられるようになるのだ。

それまでの合理的な選択とは違って、行く手が二股に分かれていたら、むしろ難しい方の道を選んでしまったりするようになるのかもしれない。ちょっと過激でもおもしろい方がいいじゃないか、と。

山田さんと平井さんも、老人になって、また熱中できるものを見つけたのだと僕は思った。

僕は許可を得て、原発20キロ圏内に入ったことがある。土木作業員の健康管理が目的だった。

作業員たちは、瓦礫《がれき》の撤去をしながら、遺体の捜索をしていた。なんら特別の訓練は受けずに、熱中症になりそうな状況下で精神的にもつらい仕事だった。僕は、土木関係者は談合体質だからずっと嫌ってきたのだが、このときは本当に頭が下がる思いだった。

国家の一大事になると右側の人間の力を見せつけられた。それに比べ、左側の人間はキャンキャン文句を言うだけ。

しかし、60年代安保の世代が立ち上がった。

こういう活動は政府の責任を曖昧にしてしまうので手助けはするなという批判も出たという。これは典型的な「崩れ左翼の考え方」と平井さんは笑いとばす。元仲間の医師からは「老人は死んでもいいという考え方はとんでもない」と諭されたというが、２５０ミリシーベルト（当時）までは、許されるからといって原発作業員ばかりには任せられない。できるだけ大勢が応援すべきだと主張する。

批判や文句を言う前に、瓦礫の撤去や原発内での線量測定、場合によっては、20キロ圏内での線量測定も担当したいという。穴を掘って、高汚染の瓦礫を埋めるだけでも、原発作業員や土木作業員の被ばくを軽減できるから、それも行なう。

行動隊の中にはシェフもいる。作業員たちの栄養管理をし、おいしいものを食べることができたら、ミスも減り、成果が上がるだろう。この世代はチームワークの大切さもよく知っている。

若い人に比べて放射線の影響による遺伝子損傷を受けにくく、影響が少ない高齢者が、次世代のためにできるだけ除染活動をしてあげたいという。

彼らの考えには一理あると思った。

もちろん強制なんてできないけれど、そう思える人が集まれば、それでいいのだ。高齢者の中には、体力も、気力も、優れた技術も、持っている人がたくさんいる。「若者のために、何かしてあげたい」というのは自然な思いだ。

その根本にあるのは、他人の痛みが分かる心だ。

いまそこにある危機のために立ち上がった老齢パワー。

右翼と左翼という二項対立の冷戦の時代は終わった。

それぞれの思想の差はわずか。ちょい右もちょい左も、3・11の体験を通してこの国を守りたいという思いがひとつになって良いのだ。

しかし福島原発行動隊のおじさん部隊は、政府からも東電からも、いまだ活動の場を与えられていない。国会議員を動かしたり、渡米してロビー活動を行なったりしたが、作業につながる決定打にまでは結びついていない。

行動隊では、放射線量を測定できるモニタリング要員を育成し、新聞などから情報を得て分析するウォッチャー班を発足させたり、自分たちでできることを行なっている。

「若者たちのために力を尽くしたい」――この集団に僕はずっと注目していきたいと思っている。

2　命をつなぐ「再生ピアノ」

遅咲きの紅白歌手と食事をした。歌手の名はクミコ。58歳。

はじめ、彼女は演劇を志したが挫折し、シャンソン歌手を目指した。20年近く売れない日々が続いた。

永六輔さんが応援したこともあったが、それでもホームランは出なかった。２００２年、ようやく『わが麗しき恋物語』がプチヒット。その後、クミコファンはじわじわと増えていった。

そして２０１０年２月、『ＩＮＯＲＩ〜祈り〜』をＣＤリリースした。

二度と原爆を落としてほしくないという反戦歌である。原爆の子として世界22か国に翻訳紹介された佐々木禎子《さだこ》さんのことを歌っている。作詞作曲は、禎子さんの甥に当たる佐々木祐滋《ゆうじ》さん。祐滋さん自身も被爆二世のシンガーでこの曲を歌っていたが、なかなか広まらなかった。

そこでクミコに歌ってほしいと依頼した。被爆体験のないクミコは、この曲を歌っていいのか迷ったという。

♪別れがくると知っていたけど
本当の気持ち言えなかった
色とりどりの折り鶴たちに
こっそり話しかけていました
愛する人たちのやさしさ
見るものすべて愛しかった
もう少しだけでいいから
皆のそばにいさせて下さい
泣いて泣いて泣き疲れて
怖くて怖くて震えてた
祈り祈り祈り続けて
生きたいと思う毎日でした

ＣＤを発売して２か月目の４月末、当時爆発的なヒットをしていた坂本冬美の

『また君に恋してる』を抑えてUSEN総合チャートで1位になった。

シャンソンを歌ってきたクミコは「泣いて泣いて」という、直接的な表現ができなかった。しかも、予想に反して急に大ヒットしたせいか、歌い方に自信が持てなかったという。でも禎子さんの思いがクミコにつながり始めた。

6月になってアメリカ・ニューヨークで行なわれた日米文化交流の『ジャパン・デー』で歌うことになった。

主催者からは、この曲のモデルが原爆の子、禎子であることを言わないでほしいと釘をさされた。原爆投下を肯定する人が多いアメリカでは、原爆の話を公の場でするのを嫌うからだ。

それでもクミコは舞台で「戦争で傷ついた白血病の少女が平和を祈った歌です」と紹介した。通訳はきちんと説明してくれなかったという。クミコは、必死に訴えたが無視されたのだ。

その場にいたのは僕の友人で、13歳のときに広島で被爆しアメリカに住んでいる笹森恵子《しげこ》さん。

笹森さんはこの歌を聴いて号泣したという。まともに通訳してもらえなかったが、言葉が分からないアメリカの若者たちもまた、みな、ボロボロと泣きだした。今度はクミコから笹森さんへ思いがつながった。

「言葉を超えて大切な意味を伝えられた」とクミコは感じた。

それからは自信も出てきた。

禎子さんは12歳で白血病のため亡くなった。

発病してから亡くなるまでの間、小さな折り鶴を禎子さんは必死で折った。千羽折れば、病気が治ると信じて折った。その折り鶴のうちの3羽が、僕が代表を務めるＪＩＭ‐ＮＥＴにある。禎子さんと同じ病室に入院していた大倉記代さんががんで亡くなるとき、僕らに禎子さんの折り鶴を託してくれたのだ。

禎子さんからの折り鶴が大倉さんに、そして僕らに引きつがれた。

折り鶴を見ると、二度と間違いを起こしてはならないと改めて思う。平和が大切。戦争を繰り返してはならないと、この小さな折り鶴が思い起こさせてくれる。

紅白で歌うクミコとその数日前、食事をした。その折り鶴を見せた。

クミコは小さな鶴を見て「感激！」と声をあげた。

禎子さんが被爆して67（２０１２年時点）年。亡くなって57年になる。

北朝鮮やイランは核をちらつかせながら、いよいよ不気味な存在になってきた。

レストランの中でクミコが、他の客を気にしながら、僕の耳元で『ＩＮＯＲＩ～祈り～』を口ずさんでくれた。心が揺さぶられた。

クミコのニューヨークコンサートで号泣した、広島での被爆体験を持つ笹森さんはアメリカ・ロサンゼルスに在住している。

チェルノブイリを一緒に訪れたこともある。そのパワフルでポジティブな生き方に魅了されて、彼女が日本に帰郷するたびに食事をしている。

その席上で彼女がとてもうれしそうに話した。

「私ね、ミネソタ州にあるウィノナ州立大学から名誉博士号をいただくことになったの」

２００８年、笹森さんはこの大学に招かれて、その半生を語ったことがある。

被爆して身体の３分の１がケロイド状になってしまったこと。顔にも体にもひどい損傷を負っていた彼女を、アメリカの有名なジャーナリスト、故ノーマン・カズンズがアメリカに呼び寄せ、親代わりになってくれたこと。当時の世界最先端の形成外科の手術を何度も繰り返して、ケロイドはようやく人並みの生活ができるまでに回復したこと――。

その後、長い闘病生活を経て笹森さんは、看護学校に入学する。

しかし原爆で曲がってしまった指が原因で、看護の道を途中であきらめざるをえなくなる。

病院でなくてもいいから看護に近い仕事がどうしてもしたかった彼女は、障害を持つ人の付き添いやベビーシッターとして生きる道を選ぶ。とにかくこの人はへこたれないのだ。

ついにはハリウッドの映画スターを始め、セレブ専属のベビーシッターとして引く手あまたになる。女手ひとつで育てたひとり息子は現在弁護士としてアメリカ社会で活躍している。

そんな〝良きグランマ〟になった笹森さんに、アメリカ各地から講演の依頼が舞い込むようになった。

スティーヴン・オカザキが監督したドキュメンタリー映画『ヒロシマナガサキ』（2008年）に出演している彼女を見て、その存在を初めて知った人も少なくない。

「私はちゃんと学校を卒業したことが一度もありません。私の最終学歴は小学校ですが、戦争末期の混乱の中で、小学校の卒業式も行なわれませんでした。女学校にすすみましたが、1年生（13歳）のときに被爆してしまったので、女学校も卒業していないのです」

笹森さんの凄絶《せいぜつ》な体験と、その逆境を乗り越えた強さに、会場にいた多くの大学生が感動の拍手を送った。

講演会を終え、笹森さんが大学を後にしようとしたとき、女性の学長が駆け寄ってきた。そして小柄な彼女のスーツの胸に、卒業生に送られる「ラマナイ」と呼ばれるピンバッジをつけてくれた。

笹森さんの悲しい経験が、アメリカの人たちにつながった。

それからしばらくして、彼女のもとに大学の卒業式への招待状が届いた。講演会場にいた学生たちの卒業式にぜひ出席してくださいという手紙の最後には、学長から、当日、名誉博士号を差し上げたい、との一文が添えられていた。

「あなたの人生は、この大学を卒業したのと同じ価値があります」

一枚も卒業証書を持っていない彼女のために、「ヒューマニティー（人文科学）」という名目で名誉博士号を授与するというのである。同大学から名誉博士号を授与されたのは、これまでわずか４人。

当初、笹森さんはこのオファーを辞退した。

しかし「あなたの話に感動し、パワーをもらった生徒たちが卒業するのですから」と熱心に大学側から説得され、受けることにしたのだという。

卒業式当日、笹森さんは恥ずかしそうに、でも誇らしげに壇上に上がったことだろう。彼女の半生を思うと、喜びもひとしおだったと想像できる。

小学校しか出ていない人に名誉博士号――。アメリカにもずいぶん粋な人がいるものだ。

アメリカの持っている大らかさっていいなあ、と思った。

笹森さんの父親代わりだったカズンズさんは、世界平和のために命がけで世界中を飛び回った人である。

途中、膠原病で歩くこともままならなかったが、体と心はつながっていると信じて、体はつらいが心は笑おうと決めた。徹底的に、笑って、笑って、笑い通した。するとどうだろう。治らないはずの膠原病の血液のデータが改善し始めたという。そして彼の関節は動きだした。

そのことをカズンズさんは、著書『笑いと治癒力』の中で書き、繰り返して笹森さんに聞かせた。カズンズさんから笹森さんへ——笑うことの大切さがバトンタッチされた。

笹森さん自身も3回、がんになった。

しかし的確な治療と笑いで、その都度、克服した。

現在、笹森さんは、『広島・長崎ピースプロジェクト』という団体を運営し、世界で唯一の被爆国日本とアメリカの橋渡しを続けている。アメリカの学生たちに、実際に原爆の被害とはどういうものだったのかを日本に渡って学んでほしいと、そのための費用の捻出を、全米の篤志家にお願いしている。

敬虔なクリスチャンでもある笹森さんは「いつお迎えが来ても準備はできていますよ」と笑う。

13歳のときに失っていたかもしれない命。

さまざまな経験を経て辿り着いた境地。

現在は、橋渡しを実現し、かわいい孫たちの成長を見つめていくことが生き甲斐になっているという。

僕に笹森さんは、カズンズさんの遺品を下さった。平和活動家だったカズンズさんの思いが笹森さんへ、そしてカマタへつながった。

「日本のノーマン・カズンズ、しっかりしろよ」

と笑いながらも叱咤《しった》激励してくれている気がした。

２０１２年4月25日、東京・渋谷の『Ｂｕｎｋａｍｕｒａオーチャードホール』で、「再生ピアノできっとツ・ナ・ガ・レコンサート」が開催され、僕も参加してきた。

その名の通り、主役は再生ピアノ。石巻で被災したクミコが設立した『きっとツナガルプロジェクト』の呼びかけで、西田敏行、上妻《あがつま》宏光、声楽家のジョン・健・ヌッツオ、南こうせつ、湯川れい子の各氏と東京女声合唱団、レ・フレールなど、そうそうたる賛同者たちが集まり、にぎやかなイベントになった。

　石巻は大震災で、街の中心地まで津波がやってきた。

　市内の老舗、サルコヤ楽器店では、グランドピアノ３台、アップライトピアノと電子ピアノは合わせて27台が津波で流された。店の被害は５０００万円にも及んだ。

　それでも83歳になる井上晃雄《てるお》社長はたじろがなかった。

　泥の中からグランドピアノを掘りだし、修復を始めた。ピアノを分解し、木の部分を乾かす。何度も何度もネジを磨き、弦を取り換えた。

　しかし中からは、砂が湧きでて錆びついていく。それでも何度も繰り返した。井上社長は、無心で砂と格闘し、心の傷さえ忘れていたという。

　なかなか大した社長、執念の人である。

「壊れたピアノ修復に打ち込めたのは、クミコさんが〝再生したら買いたい。そして大きなコンサートを開きたい〟と言ってくれたからです。あの言葉がなかったら、すべてを放棄していたかもしれない」と井上社長は話す。

　これまで、４台のピアノを再生してきた。そのニュースが全国に広まると、「もし再生したら、購入したい」という声が寄せられた。

　親日派のアメリカ人歌手、シンディ・ローパーも、そのひとり。再生ピアノ購入を決めてくれたという。

そして、そのピアノは、津波に流されてしまった石巻市立病院が再建されたときに、ロビーに置かれる予定になっている。

関西のある町の医師会から僕の事務所に連絡が入った。次の再生ピアノが完成したらぜひ購入したい、というのである。地元の市営ホールに再生ピアノを寄贈したいそうだ。

温かい支援が次々に寄せられている。

さて、当のクミコは、震災当日、東北で開催されるコンサートの準備をしていて被災した。自らも高台に避難し、たき火で暖をとって被災者と共に一晩を過ごしたという。

冒頭の再生ピアノコンサート。

再生ピアノは、当初「ツナミ」と名付けられる予定だったが、クミコがその名ではかわいそうだからと、「ピア子」と命名した。

その「ピア子」はがんばった。僕もこれほど音が出るとは思っていなかった。

激しい連弾で有名なレ・フレールは「実は数か月前に弾いたとき、鍵盤が重くてまともな音は出ていなかった。しかしピアノが徐々に生き返ってきました」と振り返る。

コンサート中、井上社長と調律師はハラハラドキドキ。

どこかで故障して音が出なくなるのではないかと脇で待機していたが「ピア子」

のがんばりで、それは杞憂に終わった。

バブル期以降、日本は古いものをさっさと捨てて、新しいものに買い替えるという生き方を選んできた。しかし、古くて限界を超えたものに心血を注ぎ、復活させ、大切に扱っていくという21世紀の新しい生き方が、ここにあるのではないか。

僕はクミコからコンサートに向けて「詩を作ってほしい」と頼まれていた。

クミコのピアノに合わせて、作った詩を朗読するというのが、今回、僕に課せられた任務。

トップバッターの西田さんは「がんばらない」「あきらめない」を下敷きにして作ったドラマで、僕の役を演じてくれた俳優だ。彼が名曲『もしもピアノが弾けたなら』を歌い、それに続いて、僕が呼ばれた。

足の粉砕骨折でギプス姿の僕は車椅子で登場。車椅子は、クミコが押してくれたのだが、押し方がヘタなのである。あっちへヨロヨロ、こっちへヨロヨロ。

「クミコさん、車椅子を押すのはヘタだけど、井上社長は〝クミコさんがいなかったら、ここまでこられなかった〟と感謝していたよ」

そういうと会場から、大爆笑が起きた。

そして、詩の朗読が始まった。

＊

忘れない
年老いた漁師がつぶやいた
オレなあ、家も船も流された
家族を失った　海が憎い
でも誰か船を貸してくれたら、海に出る
海はこわいけど、海が好き
２０１１年３月、忘れられない海になりました

若いお父さんが津波で行方不明の小さな息子を命がけで捜す
朝早くから夜遅くまで、１年が過ぎた
心の切りかえなんてできっこない
どうして、子どもを救えなかったのかと、いつまでも自分を責めるだろう
２０１１年３月、忘れられない悲しみになりました

大津波のあと、何度も雪が降りました
放射能を含んだ雪が、草や森や街を汚した
真白い雪にガイガーカウンターの音が不気味に響く

美しい里山が悲鳴をあげる
汚れてしまった悲しみに立ちつくす
2011年3月、忘れられない雪になりました

1986年チェルノブイリ原発事故がおきた
放射能汚染地、埋葬の村で老人から聞いた
「天国はいらない、ふるさとが欲しい」
すべての人間にふるさとが大切
2011年3月、ふるさとを忘れないと心にきめました

15歳の女の子がぼくにきいてきた
私、大人になって結婚して
赤ちゃんを産むことができますか
見えない放射能におびえている
大人の責任だ
君のふるさとをきれいにしてあげたいな
2011年3月、忘れられない重い約束になりました

一人の人がいたら、声をかけよう
朝は必ず来ます
あと3時間で太陽があがる
弱い人に手をかしてあげてください
あと1時間で日が昇ります
寒い、寒い、肩を寄せ合いましょう
２０１１年、３月12日未明、一緒にいることの大切さを忘れません

津波は家や車や街や、命を奪っていった
それでも、翌日、太陽はあがる
東北の人はあったかい
よく来たな、食事は食べたか、泊まる所あるか
残酷な3月は絆の3月になりました
２０１１年、辛い辛い3月を忘れません

２０１２年初夏

津波で壊れたピアノが復興して
こんなにステキな音色を出せるようになったことを
いつまでも、いつまでも忘れません
きっと、つながる！
ぼくたちは必ず復興する
信じている

クミコは泣きながらピアノを弾いた。会場からもすすり泣きが聞こえた。ピアノを再生したい。クミコのその思いが井上社長を動かした。クミコの思いが西田さんにも湯川さんにもつながった。生は死の中にあり、死は生の中にある。人はみな死ぬ。しかし、強い思いは受けつがれ、つながっていくと、僕は信じている。

3　役に立つ生き方

若者のがんが急増している。がんの種類によっては、進行が速くて厄介だ。

若年性がん患者のフリーペーパーが作られた。『ＳＴＡＮＤ　ＵＰ‼』という。代表は１９８６年生まれの26歳の研修医、松井基浩くん。副代表は１９８３年生まれの29歳のテレビ局報道記者の鈴木美穂さん。

松井くんは、高校1年のときに悪性リンパ腫が見つかった。ステージ３だった。がんセンターの小児病棟でがん治療が始まった。子どもはみんな自分ががんであることを知っていた。苦しかったけれど、同じような病気の仲間がいるというのは、心強かった。

つらかったのは進学の問題だった。進学校に入っていたが、塾に入ろうと入塾試験を受けても受からなかった。がんの治療を受けている間にみんなと明らかに差がついてしまったことを実感した。

家で親に当たり散らした。荒れている心を鎮め、猛烈に勉強を始めた。医師を目指した。自分が病気になったからこその決断だった。「他の医学部の仲間よりは、少し患者さんの気持ちが分かる医師になれそうです」と松井くんは笑った。

松井くんは、現在、浜松医科大学で研修医をしている。

医学生の頃から、がんセンターの小児病棟で特別に研修をさせてもらってきた。いずれ小児がんの専門医になろうと考えている。彼は、小児がんの患者さんにとって、心強い存在になるだろう。

「きっと治るから」というメッセージを運ぶ貴重な医師だ。

鈴木さんは、乳がん。2008年に発見された。

検査の結果を聞きに行ったら「がんですね」とはっきり言われた。「2時間後に再検査をするので、食事をとってきてください」と言われたが、とても食事をする気にはなれなかったという。

だが、いまはこう思える。「どんなに唐突でも告知は大事。自分は動揺したが、早く言ってもらって良かった」

手術を先にして後に抗がん剤を打つか、抗がん剤で腫瘍を小さくして後で手術を受けるのか、で意見が分かれた。セカンドオピニオンならぬ、シックスオピニオンまで求めたという。

「ちょっとやりすぎだなあ」と僕は笑った。

結局、最初の先生に手術してもらうことに決めた。

その先生は「僕は絶対に治すつもりで治療します」と言ってくれた。鈴木さんは「あと何か月生きられるのですか」と尋ねた。先生はすぐにパネルを持ってきて、そこには、赤ちゃんを抱いたお母さんの写真が写っていた。

「若年性乳がんの僕の患者さんです。すっかり治って、赤ちゃんを生んでいるんですよ。僕はここに、あなたの写真を絶対飾りますからね」と言ってくれた。

だから、この先生に手術してもらおうと決めた。

人生ってひと言で変わったり、一瞬の出会いで変わったりする。

抗がん剤はつらかった。意識が朦朧として、まるで自分は天国にいるのではないかという錯覚に陥った。

25回通った放射線治療もつらく、精神科の治療にも支えられた。

けれど、いまは元気。テレビ局の政治記者として走り回っている。

「がんのことは一時忘れようとしたのですが、いまは逆に向き合おうと思っています」と鈴木さんは言う。がんのフリーペーパーを作ったり、がんに関係する取材をしたり、自分の経験をプラスにしようとしている。

若くしてがんになるということは特別な経験である。

「34歳までのがん患者さんを若年性がん患者と呼ぼう」と、二人で決めた。

おそらく、この年齢でがんになった人たちは若者特有の悩みを抱えている。その相談にのってあげたいという。

結婚の問題。抗がん剤の副作用で髪が抜ける問題。仕事を続けられるかという問題。赤ちゃんを作れるかという問題。

松井くんも鈴木さんも自分たちが苦しんだ分、自分たちの経験をいま悩んでいる若い患者さんたちに教えてあげたいのだ。

『STAND　UP!!』のメンバーは、現在200人。

生きるか死ぬかの瀬戸際まで行き、命とは何か、死とは何かを考えた。

今度は自分たちが社会貢献する番だと認識している。メンバーたちは、一度は死ぬ覚悟もしたし、たぶん同世代の若者と比べれば怖いものが少ないかもしれない。

「病気になった若者たちが希望を持って生きられる社会にしたいと思います」

どんな困難にも負けないすごい若者たち。

二人ともまだ経過観察中である。でもしっかりと未来に向けた夢を持って生きている。

かっこいい若者に会って、心温かく、うれしくなった。

4　命と絵本

僕は父親失格だった。

娘が17歳のとき、「お父さんのこと嫌い」と言われた。

仕事中毒だった。娘が小さい頃、一度も絵本を読んであげてないことに気づいた。

それで、ときどき本屋の絵本コーナーを覗《のぞ》いては、気に入った絵本を買って、大人になった娘に贈っていた。

時間はかかったが、徐々に娘と理解しあえるようになった。絵本のおかげである。

佐野洋子さんの『100万回生きたねこ』は何度も何度も読んだ。同じ絵本でも年齢によって感じ方が違う。

「100万回生きたねこは、生き返るとき、はたして幸せだったのか」

互いにそんな疑問を持ちながら読んだ。

2013年6月で、僕は65歳。死が来ることの幸せもなんとなく分かってきている。

よぼよぼで寝たきりになって150歳まで生きても、ちっとも幸せじゃないと感じるようになった。

絵本界のカリスマ、内田麟太郎さん（41年生まれの71歳）は、僕の憧れの人。

以前、NHKラジオ『鎌田實・いのちの対話』で大分へ一緒に旅をした。

彼の代表作で、キツネとおおかみの友情を描いた『おれたち、ともだち！』シリーズは150万部売り上げている。

ナンセンスな言葉遊びが多く、ついつい笑ってしまう。

『さかさまライオン』（絵・長新太）は本物と入れ替わった影ぼうしのライオンが活躍する物語で、「絵本にっぽん賞」を受賞した。

そんな内田さんだが、とても苦労して絵本作家になった人である。

6歳のときに生みの母が亡くなった。

看板職人をしながら文学を志していた父親は、10歳も若い女性と再婚。彼女には二人の連れ子がいたが、この継母は自分の子どもしか愛さなかった。毎日のお弁当も内田さんと実の弟の分だけおかずが極端に少なかった。

内田少年は荒れに荒れて、家出と万引きを繰り返した。そして1960年、19歳のとき、継母を包丁で刺そうとする。

その後、逃げるように大牟田から上京し、父親と同じく看板職人をして生計をたてながら、詩を書き始めた。

継母と内田さんが合わないことを知っていた父は「九州には帰ってくるな。東京で生きろ。遺産は当てにするな」と話した。

そんな父でも、内田さんが子どもの頃、1回だけ味方をしてくれたことがあった。

「キリストのように愛することはできないのか」と継母に説いた。

ところが返ってきたのは「私にはできません」のひと言だったという。

父が見せてくれた唯一の労《いたわ》りだったのに、継母がそう言ったことで、内田さんは身も心もボロボロになった。

内田さんが55歳のとき、継母が謝った。

「麟ちゃん、愛せなくてごめんね」

「もう、いいよ」

傷ついていた内田さんの心は、これでずいぶん癒された。

それ以降、内田さんは次々に母親を題材にした絵本を描きだす。

『かあさんから生まれたんだよ』『かあさんのこころ』などなど。

２０１０年の夏に出版された『だれかがぼくを』（絵・黒井健）は、「殺さないで」という言葉が聞こえる少年の話である。完成までに5年の年月を要したという。

僕は思った。

この物語は、自身の体験ではなかったのか。

おそらく、内田さんが19歳で継母を殴り、台所に包丁を取りにいったときに、生みの母の「殺さないで」という声を聞いたのではなかったのだろうか。

『おかあさんになるってどんなこと』という絵本は、若いお母さんに母親とはどんなことをしたらいいのかを教えてくれる。

いまのお母さんたちは戸惑っていて、どういうふうにお母さんになっていったらいいのか分からないでいる。

内田さんは優しくこう言う。

「名前を呼ぶこと。手をつないで歩くこと。心配してあげること。ときには一緒にいてあげること。そしてぎゅっと抱きしめてあげること――」

２００９年に発売された『まねっこでいいから』は、無意識に子どもを虐待してしまうお母さんに読んでもらいたい。愛さなくてもいいから、まねっこで抱っこしているうちに、母親が変わっていく姿が見事に描かれている。

生きるということはけっして一筋縄ではいかないけれど、魅力いっぱいであることを奥行きのあるストーリーで教えてくれる。

内田さんは哀しみを知っている作家だ。

ナンセンスなことを言い、ダジャレを使いながらも、リズミカルな詩や絵本を書く不思議なおじさんである。

僕は彼の絵本から、いつも大切なものをもらっている。

5　映画が語る生と死

映画が大好き。しかし１９７４年に茅野に来てからの30年間は、仕事が忙しすぎて、映画どころではなかった。

55歳で病院を早期退職してから再び映画を観るようになった。

ハリウッド映画はほとんど観ない。誰も知らないような単館上映の映画の中から、心にしみる一本を見つけること、それが僕にとっては極上の贅沢。

20代の頃観た、お気に入りの一作、ルキノ・ヴィスコンティ監督の『ベニスに死す』は、全編に死のにおいが漂う映画だ。

マーラーの『交響曲第5番アダージェット』が館内いっぱいに鳴り響く中で、主人公の老作曲家が美少年に魅せられる。

20世紀初頭、水の都・ベニスには、コレラが蔓延し、数多くの死者が出ていた。そんな状況下、老作曲家は美少年のまばゆいばかりの輝きに魅せられて命がけで追いかける。しかし、作曲家はコレラに感染し、儚《はかな》く命を落とす――。

美に溺れ、美のために死んでいくのは、いかにも気持ち良さそうに感じるから不思議だ。こんなふうに死にたいとまで思ってしまう。

ほかにも、ヌーベルバーグを生みだすきっかけになったポーリッシュ・リアリズムの代表的監督、アンジェイ・ワイダ監督の『地下水道』がいい。

第二次大戦下、ポーランドの若き兵士たちがドイツ軍から逃れるために潜った地下水道。

焦燥と絶望の中で死んでいく物語が僕のいち押しだ。そしてもう一本の名作『灰とダイヤモンド』も死のにおいが漂う。

ビートルズ結成50周年を2012年に控え、さらに生誕70年のメモリアルイヤーの2010年に封切られたのが、『ノーウェアボーイ　ひとりぼっちのあいつ』だ。どこにも居場所がないジョン・レノンの少年、青年期の物語である。

最初僕は、日本語から、着るものがない少年という意味かと思っていた。つまりは〝裸の少年〟だと。

それがあながち間違いではなく、居場所のないジョン、裸、つまり素顔のジョンが見えてくる。

ジョンは、イギリスのリバプールで、実の母ジュリアの姉ミミに育てられた。親に捨てられて伯母に育てられたのだ。

非行を繰り返す反抗期。

裸のジョンの興味は、酒や女の子に向いていく。

ジョンは、伯父の葬儀にやってきた赤毛の女を見る。それが実の母、ジュリアで、自分の家の近所に住んでいることを知り会いに行く。もちろんミミには内緒だった。

破天荒なジュリアに夢中になる。

恋人のように会う親子。そして、ジュリアから、当時絶大な人気を誇ったエルビス・プレスリーを教わる。やがてジョンの中に音楽への想いが芽生えてくる。

ジュリアと暮らしたいと願うジョン。しかし彼女には内縁の夫とその娘もいて、自分の居場所はなかった。

深い葛藤。ジュリアを愛するがゆえに傷つくジョン。

マザーコンプレックスの青年だった。

一方で彼は、育ててくれた伯母のミミが厳格なだけに、家にもなじめない。怒り、荒れ狂い、停学から学校へ行かなくなる。

「このままじゃ、お前は学校の落ちこぼれだ」という教師に対して、ジョンは「落ちこぼれというのは、天才の溜まり場という意味だ」と反抗的にうそぶく。

そしてこうも言った。

「愛する人を怨む人生なんて意味がない。そうだろ、ミミおばさん」

僕にも二人の母がいた。

僕のことを十月十日《とつきとおか》、お腹の中で守り、生んでくれた母。

その後、2年近くおっぱいを吸わせ、おしめを替えて僕を育ててくれた。しかしなんだか知らない事情があって、父からも母からも捨てられた。

そして、新しい父と母に拾われた。

ジョン・レノンほど孤独ではなかった気がするが、それでもジョンの気持ちはよく分かる。

映画では、愛する実母ジュリアが突然の交通事故で死ぬ。ジョンは葬儀で荒れる。既にバンドを組んでいたポール・マッカートニーが、追悼の意味でかつてジュリアが演奏していたバンジョーをつま弾くのを見て激怒。彼を殴り飛ばす。

行き場のない怒りを暴力でしか表せなかった。そんなポールもまた母を亡くしていた。

裸のジョンとポールがそこにいた。少年たちは心も体も傷つけ合いながら、やがてビートルズが生まれることに。

映画はそこで終わる。

ビートルズ解散後、ジョンは名曲『イマジン』を作る。

自然主義者で静かな哲学者のような晩年の姿と、居場所のない少年期がつながっているのだ、と僕は思う。そういえば荒れ狂う中で、ジョンが深い眼差しで遠くを見つめる象徴的なシーンがあった。

絶望の中でもがきながら、数々の名曲を生みだしていくジョン・レノン。じーんときたり、ハラハラしたり、ドキドキしたり……。

誰にでもあった青春を思いださせてくれる。


かつて僕の家庭には嘘があった。

父岩次郎と僕の妻、サトさんの間には秘密があった。

僕は37歳のときにその嘘に気づいた。結婚して12年も経っていた。

初めて外国に行くとき、合同庁舎にパスポートをとりにいった。サトさんから、

「開けないで、そのまま書類を渡して」

と言われていたのだが、発給部署が混雑していて、待っている間に中身を見てしまった。

戸籍には僕が岩次郎の本当の子ではないことが書かれていた。

急いで家に帰った。

サトさんに、僕の戸籍はおかしい、と言った。

「あら、見ちゃったのね。見ちゃいけないと言ったじゃないの」

「あっ」と思った。

サトさんは、岩次郎が本当の父ではないことを知っていたのだ。

どうして知っているのかと聞いた。

結婚前に岩次郎から「家の秘密」を打ち明けられた。秘密を守るよう協力してく

れと頼まれたという。

僕の家には、僕だけが知らない嘘があったのだ。もちろん嘘がひとつもない家庭などないことは百も承知しているのだけれど……。

言えないこともある。言わなくていいこともある。

二人がついた嘘は、カマタミノルを守るための温かな嘘だったということを、このとき僕は知った。


『やさしい嘘と贈り物』という映画を観た。景気が良くないときほど僕は、せめて心を温めないとダメだと思う。だから僕は映画を観る。

主演は『エド・ウッド』でアカデミー助演男優賞をとったマーティン・ランドー（ロバート）と、『アリスの恋』でアカデミー主演女優賞獲得のエレン・バーステイン（メアリー）。ハリウッドを代表するオスカー俳優のベテラン二人が夢の共演をしている。

アメリカの小さな町。

ひとり寂しくスーパーのパートの仕事をしているロバートと、老いても美しいメアリーは、初めて会った日から恋に落ちる。

初デートでメアリーは告白する。

「出会ったときから愛していた」

ロバートもまた言った。

「君といると安心する。まるで大昔から一緒に居たような気がする……」

二人の思いはだんだん深くなった。味気なかったロバートの生活は一変。心躍る日々へと変化する。

クリスマスの光景はまるでおとぎ話のように美しい。

パーティーの席でプレゼントが交換される。ひとり寂しく暮らしていたロバートは誰からもプレゼントが来ないと思い、自分で自分にプレゼントを贈っていた。拳銃だった。彼はどう生きていいか分からなかったのである。

ただの優しいクリスマスストーリーではない。ラストの衝撃には涙がボロボロこぼれた。

これ以上は観てのお楽しみ。言いたいけど言えない。

僕の家には温かい嘘があったように、世の中には優しい嘘がたくさんある。

ロバートはどうも認知症のようだ。ロバートを愛するがゆえの優しい嘘が、二重三重にしこまれていることが次第に分かってくる。

この映画を観ていると「忘れる」ことは怖くて哀しい。でも忘れたって生きていける。好きとか嫌いとか、うれしいとか悲しいとかは分かるのだ。

いま日本には認知症の患者が300万人。認知症はこれからますます大きな社会問題になっていくだろう。

2000年に介護保険ができ、体のサポートはしてくれるようになった。が、病気をしながら長生きしていく心の寂しさを解決してはくれない。

人間が安心して生きていくためには、優れたシステムと同時に、人と人の絆が大事だと、この映画は教えてくれる。

時が来れば、すべての人間が年をとる。人によっては認知症にもなる。がんにもなる。心筋梗塞で倒れるかもしれない。

最後までぴんぴんしたいと思っても、思うようにはうまくいかない。

言いたいことを言い、やりたいことをやり、残された時間を有意義に過ごす。僕はそれでいいと思っている。

生きていると見苦しいこともある。それでも愛おしいのだ。

映画はいろんなことを考えさせ、教えてくれる。

6　死を受け入れる前に大切なことがある

死を受け入れる前にしなければいけないことがある。

年をとることを受容することだ。

死は必ずやってくる。それは生き物の大原則である。

たとえ、自分ががんや脳卒中で倒れても、まずは病気そのものを知ることが大事。なぜならば、自分の人生をまっとうするための選択は、病気のことを知っていなければ、自己決定できないからだ。

僕は、これまで、患者にできるだけ病気の説明をしてきた。隠し事はないように、嘘はつかないように、本当のことをできるだけソフトに伝え、希望を持ってもらえるように話すことを心がけてきた。

それは、その人に最後まで自分らしく生きてもらいたいと思ったからである。

18歳のとき、人生における初めての格闘をした。

「貧乏人は勉強なんかするな」という養父・岩次郎に、大学進学を反対され、何度も泣きながら「行かせてくれ」とお願いした。とうとう、岩次郎がこう言った。

「何もしてあげられないけれど、自由に生きていい。そのかわり自分の責任で生きていくんだ」

その18歳の夏から、自分流の生き方にこだわってきた。

死ぬときも、自分流にこだわりたい。自分流の選択をしたいのだ。

最近では、僕と同じように自分の死に方は自分で選択したいと考えている人が多くなってきた。

しかし、そのために、ある心配が生まれつつある。

認知症、である。

「認知症にはなりたくない」

「認知症がいちばん嫌だ」

「年をとったら、がんや脳卒中は仕方ないが、認知症だけは避けたい」

いまや65歳以上の10人に1人が認知症だという。

僕は2013年6月で65歳。

認知症になるかもしれない。

ならないように心がけてはいる。

脳の活性化に良い食べ物、クルクミンの入ったカレーをよく食べるようにしている。日本全国を講演などで訪ねるが、その土地の名物がないときは、食堂に入ってカレーを食べる。

心がけているのは、前頭葉《ぜんとうよう》と海馬《かいば》系の記銘力《きめいりょく》に障害が来ないように、いつも好奇心を持つこと。いろいろな人に会うこと。

脳を動かすために共感することも大事だ。他人の良いところを見つめるようにしている。

もうひとつ重要なのは、前頭葉と小脳系のルートが老化してくると認知症になりやすいので、脳と体を一緒に動かすようにしている。

年をとってもテニスやスキーをしている。僕はやらないが、針仕事やマージャンなどもこれに当たる。パソコンを始めたりカメラに凝ったり、子どもの頃にしていた将棋をもう一度始めてみるのもいいと思う。

僕にはとても気の合う82歳の女友だちがいる。

30年近くお付き合いしているのだが、彼女は絶景の霧ヶ峰で食堂を経営する働き者のおばあちゃんだ。片腕に障害を持っているが、明るくて元気、障害をハンデと感じさせない。

そんなおばあちゃんの物忘れがひどくなった。

お金を下ろすと、下ろした所にそのまま置き忘れる。自分でタンスの中にお金をしまったのに、それを忘れて家の者がとったと、怒るようになっていった。

娘や孫たちも、よく面倒を見ているのに、こんなおばあちゃんの態度に次第にうんざりし始めた。

明るく優しいおばあちゃんだったのに……。

僕は、認知症のために気持ちが高ぶっている症状に効く漢方薬を処方した。おばあちゃんの症状はずいぶん良くなった。

認知症の専門外来に行ってもらい、セカンドオピニオンを受けてもらった。その結果、やはり認知症であるとの診断が下った。

そこで、アリセプトという認知症の進行を止める薬を試してみた。少しだけ効いたが、その薬さえも飲み忘れてしまうことが多くなった。なんとか、薬だけは飲ませようと家族全員でがんばった。

おばあちゃんは、短歌を詠むのが趣味。最近詠んだのは——

《ものごとの／大切さ／教えてくれし／父母の／ことのはいまだ／忘れず》

大したものである。

大事なことを言っている。自分が置いたサイフの場所は忘れても、父母の教えは忘れていない。

認知症だから何もできないということはないのだ。いままでやってきたことは、やり続けることができる。

認知症は概《おおむ》ねマダラ状に障害を起こしてくる。ということは、いいところは残っているということだ。

特に、感情がそう。悲しいとか、うれしいとか、楽しいとか、苦しいとか。これらはいつまでも残っていることが多い。だから、このチャンネルを利用してあげればいいのだ。

　自分が認知症になったときも、家族にどうしてほしいかを指示しておけば、家族だって気が楽だ。

　そういう意味で遺言の下書きを書いておくことは大切になる。

　僕はたくさんの認知症の患者さんを診てきた。

　何も分からなくて、子どものようになってしまうと思いこんでいる人も多いと思うが、そうではない。

　子どもとは違ってもっと複雑なことを考えている。マダラ状の記憶の中でも、患者さん自身が自分を失っていないことに気づく。それなのに、失われていない自分がいることを周りの人が気づいてくれないと、なんだか悲しくなるのだという。

　おばあちゃんの中に、まともなところがあるのを、おばあちゃん自身が分かっている。その分かっているところにチャンネルがつながるとおばあちゃんは、少しだけ楽になる。

　もちろん、急に「昼ご飯なに食べた？」と聞くと、ぱっとは答えられない。短期の記銘力障害があるからだ。しかし大切な古い思い出は変わらず持ち続けられる。

　マダラ状のいいところとつながっていけば、そのまま周囲ともつながれるのだ。

いったん認知症になると、計画を立てて、明日何をやろうとか、1週間後にどこに行こうとかは、できなくなる。

だが、僕は認知症になったらなったでいい、と思っている。そのとき、僕は、限りなく純粋な僕になっていくと考えるようにしている。

いろんなしがらみの中で生きてきた僕が、認知症になったおかげで、すべてのしがらみから解放される。僕は、僕の中に残ったマダラ状のいいところを上手に働かせながら、僕は僕らしく最後まで生き切ればいいのだ。

なんとかなると思うようにしている。

家族や周囲の人には、迷惑をかけるだろう。たくさんの失敗もしでかす。それでも、僕はまったく知らない他人の誰かになるわけではない。

そう思うと、認知症だけを特別に恐れる必要はないのだ。

何がどんなふうになっても、けっしてジタバタしない。

ささいなことをおもしろがり、小さなことに感動して生きていこうと思っている。「うまい」「きれい」といった、これまでテレビや雑誌で洗脳されたような規範から離れて、本当においしいものや美しいものを、認知症の中で見つけられるかもしれない。

がんや脳卒中、心筋梗塞も認知症も自分で選ぶことはできない。なったらなったでしっかりと受け止めながら生きていく覚悟はできている。

7　性の中にある生と死

50代後半の女性から手紙をもらった。

「以前、セックスが強かった夫はまったく要求しなくなりました。それだけではなく、もともと優しい夫でしたが、イライラして怒りっぽくなり、子どもたちもびっくりして夫の周りに誰も寄り付かなくなりました――」

しまったと思った。

彼女の夫は、泌尿器科から前立腺がんのホルモン投与を受けていた。

そこで僕は、泌尿器科の先生と相談し薬を変えてもらった。ホルモン療法が彼女の夫を変えてしまったことも考えられたからだ。

しばらくして問題は解決した。「強くて優しい」お父さんが戻ってきたという。

日本では内科の外来では、「この頃、セックスの調子はどうですか」という質問をすることはまずない。

本当はけっこう重要な問題のはずなのに、なぜかセックスは病院では語られにくい。

僕が患者さんの性について気にかける医者になったのには、理由がある。

第3章でも述べたように、39年前、まだ青年医師だった頃、ご主人が白血病だったある夫婦に出会った。本人とおばあちゃんには重症の貧血とだけ伝え、真実を話さなかった。当時の白血病は、ほとんど治らないと考えられていたからだった。

「寛解導入療法」を行なって、少し状態が良くなると、おじいちゃんを家に帰した。仲が良いご夫婦だけに、残り少ない時間を二人で過ごしてもらいたかった。

絶対に治るものだと信じていたおばあちゃんは、おじいちゃんが大事にしていた畑を守ろうと働き、すれ違いになった。

ところが、ほどなくしておじいちゃんは亡くなった。おばあちゃんは「本当のことを話してくれていたら、おじいちゃんをひとりにせず、一緒に布団に入って、昔話がしたかった」と僕に話してくれた。

白血病でも、高齢でも、抱き合うことや手を握り合うことができるはず。そうしたいと願う夫婦もいる。

がんになり、もう異性のことはどうでもいいという人もいるが「生と性」は密接に関係している。

がんがあっても、自然の営みを通して、抱きたくなったときは抱いた方が、生きる力がわいてくるはずだ。

愛には3つのカタチがある。

ひとつは友情。もうひとつは神や自然への愛。3つ目はエロスで、情熱的な愛、性愛を意味する。

エロスには死のにおいが秘められているが、性の中から生きる力を得ることも、死を受け入れる力も生まれてくるのだ。


2011年、1月中旬に厚生労働省の研究班から、16歳〜49歳の男女3000人を対象にした『男女の生活と意識に関する調査』が発表された。

なんと「セックスに関心がない、嫌悪している」と答えた男性は18％、女性は48％にものぼる。

特にびっくりしたのは、16歳〜19歳の若い世代の男性の回答で、「関心がない」人は、2年前には17・5％だったのに、36・1％と倍増している。

草食系男子の増加を裏付ける結果が出ているのだ。

結婚していても、1か月以上性交渉がないセックスレスの人は40・8％と想像以上に増えている。理由のトップは、男性が「仕事で疲れている」、女性は「面倒くさい」だった。

日本の経済を立て直すには、少子化をどうにかしなければいけないのに、日本全体のエネルギーや活気が社会からなくなって、ますます少子化に拍車がかかりそうな気配なのである。

同時に若者や中高年が、もしがんになったときに、セックスを生きる力ととらえて、エネルギーに変えて乗り越えていくことができるかどうか心配になる。

セックスレスの男女には刺激が必要だ。

２０１２年の年末に、日本将棋連盟の米長邦雄永世棋聖が亡くなった。おそらく、米長さんは、肉食系男子として、米長さんらしく生きたのではないかと思う。

以前、米長さんと対談した。

米長さんは前立腺がんで手術を覚悟したが、神経温存療法で、手術をした人の約20％が、勃起機能不全を起こす可能性があると聞いて、迷った。セックスへの思いがあったからだ。

あらゆる情報を集めて放射線治療の一種である「高線量率組織内照射」を選択した。

結果論で、どちらの治療法が良かったのか、とあれこれ言う人もいるだろうが、自己決定をしたのだから、それで良かったのである。

痛い思いをして手術してずっと生きられるならそれもいい。

科学的な治療成績で、放射線治療と手術がほぼ同じだと言われている。

米長さんは、肉食系男子としての人生を選択した。

そういう選択があってもいいいと思っている。

「放射線治療後、男性機能が確認できたときはうれしかったよ」と片目をつぶりながら、にこっと微笑んだ顔が忘れられない。

勇猛果敢な人だった。いつも前向きだった。相続や仕事の引きつぎを行ない、葬儀の手配まできちんと指示した。最後の最後まで自分流を貫いた。

8　すべての命が愛おしい

2010年夏、宮崎県の都農町《つのちょう》の保健師から電話が入った。

「町の人が精神的に参っている。助けてください」

最初、僕は何がなんだかよく分からなかった。

宮崎で発生した口蹄疫《こうていえき》でいまだ心に深い傷を負ったままだという。都農町は口蹄疫の1例目が発生した町だった。

2010年3月下旬、よだれを流す牛がいた。

4月7日、獣医が診察して県に連絡。

20日、口蹄疫ウイルスが確認された。

6月30日までに都農町の牛や豚、ヤギやイノシシ、水牛など1万7148頭が殺処分になり、すべていなくなった。

感染を広げないために、全頭処分を決めたのだ。

県全体では約29万頭を殺処分した。そして8月27日、終息宣言が出されたが、その後も町の人には心の後遺症が続いていた。

保健師が町を歩いて人々に話を聞くと「つらすぎて牛舎に近づけない」「病気でもない牛が殺されるのを忘れられない」などといった悲しみに包まれているという。

いまはいないはずの牛の声が聞こえると、幻聴を訴える人までいた。

少しでも役に立つならと思い、交通費も含めて手弁当でボランティアに行くことにした。

そして、都農町を応援する講演会が開かれた。

会場は町民であふれた。

挨拶に立った町長は口蹄疫の話になると声を詰まらせた。つらい10か月を思い出したのだろう。

会場からは「町長、がんばれ！」の声援が飛ぶ。

みんなが同じ悲しみを共有していた。

その後、口蹄疫は終息宣言されたのに、畜産農家190世帯のうち、30世帯しか再開していない。いまだに牛を飼う決心がつかない森川さんご夫婦を訪ねてみた。

牛舎はガランとしている。ここで21頭の牛がワクチンの接種後、地域の埋却《まいきゃく》地に連れていかれ、埋められた。

すべて健康な牛だった。

感染しないように必死に守ったのに……。

口蹄疫を断つためには、全頭殺処分しかなかった。

悔しかった。24年間にわたって繁殖農家として良い牛を育ててきたプライドもあった。

牛の名前の後に血統が書かれている。

『安平《やすひら》』など一般の人が知っているスーパー種牛の名がある。

種牛も大事だが母牛も大事。母牛を作るのに20年かかったという。

だから簡単には再開の決断がつかない。

牛舎の入り口に、こんな言葉が貼られていた。

「牛を見て、牛を感じて、牛の気持ちになって、牛を育てる」

52歳になる奥さんが書いて貼った。夫婦は毎日この言葉を胸に牛に接してきたのだ。

殺処分される日に出産があった。子牛をタオルで拭い、母牛の乳を吸わせた。子牛は午前3時に子牛が生まれた。11時間だけ生きた。

口蹄疫ウイルスを絶滅させるためには、とにかく一度飼育している牛を殺処分するしかなかったのだ。

ウイルスが少しでも残っていれば、再開が再び悲劇をもたらす。

それでも夫婦は徹夜で子牛の出産に立ち会った。母牛も子牛もどうせ死ぬんだからと投げやりになったりはしなかった。いままで以上に、丁寧に丁寧に出産に付き合い、介助した。そして、母牛に子牛を寄り添わせた。

夫婦は「殺処分になるときもせめてお母さんの傍に埋めてもらいなさい」と祈りながら、母と子にお揃いのリボンをつけたという。

家族同然、まるで自分の娘や孫のように扱っている。

話を聞いているうち涙がボロボロこぼれてきた。

「今年は年賀状を出さない。殺処分された牛は家族同然だから……」

森川さんが埋却地を案内してくれた。森川さんばかりでなく、町の人が毎日のようにここに来て拝むのだという。

森川さんは「春になったらクローバーとひまわりの種をまいて、花で埋めつくしたい」とつぶやいた。

一方、再び牛を飼う決断をした78歳の河野さんにも会った。真っ黒な手で握手をされた。ああ、この手でずっと牛を育てて来たんだなあと年輪を実感した。

「牛がいなくなって寂しくて寂しくて、ご飯も食べられず、夜も眠れないので安定剤が手放せなかった。病気になったことなんか一度もなかったのに」とうつむく河野さん。

しかしまた牛を飼い始めて知らないうちに元気になったという。

町立病院の院長も一緒に来て案内してくれた。「町立病院の安定剤より、牛の方がよく効く」と笑いだした。

みんなもつられて大笑い。新聞やテレビのニュースだけでは分からないなあとつくづく思う。

口蹄疫は終息したが、まだまだ宮崎の経済は落ち込んだまま。宮崎の肉も、野菜も、果物も、観光もみんな安全。

宮崎をあったかな心で応援してあげたいと思った。

9　それでも人は生きていく

２０１１年３月、震災から10日目、福島県南相馬市に救援に入った。その際、この本の中にもたびたび出てくる松本市・神宮寺の住職、高橋卓志さんに同行してもらった。高橋さんは20数年来のボランティア仲間であり、被災地に入った医療班を支えるためにわざわざ同行してもらったのだ。

被災地に入った翌朝、午前５時のうす暗い中、仮設の遺体安置所になっている体育館を訪れた。

そこにいた数名の警察官に自己紹介すると、敬礼で「どうぞ、お参りしてください」と迎え入れてくれた。

高橋さんは持参した僧衣と袈裟をかけ、お経をあげ始めた。そのとき、二人の小さなお子さんを連れた40歳くらいのお母さんが入ってきた。

手には二つの花束を抱えている。僕たちはそのお母さんに声をかけた。

「ご親戚の方が亡くなったのですか」

「父と母です。昨日見つかりました。花を手向けたかったのに、花がなかなか手に入らず、やっとのことで友人が手に入れてくれたのです」

僕はお悔やみを述べた。

「でも、見つかって良かったです。震災後、ずっと生きててほしいと願いながら探していました。心のどこかで海に持っていかれたのではないかと心配もしました。そして徐々に心が落ち着いてきたら、助からなくてもせめて遺体だけは見つかってほしいと思い始めました。こうして見つかって、本当に良かったと思っています」

さらにもう一度「良かった」という言葉が続いた。

「二人一緒で、良かったのです。ひとりきりだったらどんなに怖くて寂しかったことか――」

こんなふうに受け止められるのかと、じっと聞いていた。

「父はお酒を飲むと、最期のときは家で死にたい、と私によく言っていました。父と母が一緒に見つかったのは、父が大好きだった倒れた我が家の下でした。最期が大好きな家で良かった」

こうやって不条理で悲しい死を乗り越えようとしていた。

震災直後の2011年4月末、岩手県釜石市に入った。

ここは、735人が死亡し、593人がいまなお行方不明だ。住宅の倒壊は3723棟。避難者は5182人にも及び（4月17日岩手県災害対策本部HP）、街には悲しみがあふれていた。

倒壊した建物の周りにおびただしい数の本が散らばっていた。水とヘドロを含んだマンガ本や文庫本、国語の参考書。

きっとここには本屋があったのだろう。すべての本が津波で流されてしまった。

釜石には、1200億円をかけた「釜石港湾口防波堤」があった。

世界最大水深でギネスブックにも載ったほど。水深63メートルの海底に北堤990メートル、南堤670メートルという2本の堤がハの字に建ち、大津波から人々を守る安心の砦だった。

しかし、その防波堤が決壊し、街は波にのまれた。街を、人を守ってはくれなかったが、防波堤があったおかげで、被害が少なくなっていると思っている市民は少なくない。

津波に襲われて、たくさんの人々が家や職場を失った。

漁師たちは船を失った。

人生をかけて築いてきたものをすべて失ったのだ。

「いちばんつらいのは、思い出を失ったことだよ」

毎年子どもの誕生日に背丈を記してきた柱。

亡くなったじいちゃんばあちゃんがそこにいたという記憶など、もう取り戻すことはできないものばかり。

それがはかりしれない喪失感に変わっていく。

この大震災では津波などによって、岩手、宮城の老人福祉施設52か所が使用不能になった。

災害弱者であるお年寄りの犠牲者は岩手、宮城で438人（当時）。

宮城・気仙沼市の介護老人施設『リバーサイド春圃《しゅんぽ》』は津波で水没。入所者とデイサービスの利用者54人が亡くなった。

岩手県の大船渡市の特養『さんりくの園』は、入所者67人のうち、8割近くが死亡または行方不明になっている（河北新報）。

一方で、たくさんのお年寄りたちの命を支えた老人福祉施設もあった。そのひとつが釜石にある『あいぜんの里』。

3・11の午後、ここには90人のお年寄りの入所者がいた。隣にあるデイサービスの利用者15人が、まず帰れなくなった。

『あいぜんの里』は、丘の上に立地していたので津波の難を逃れた。

その上、自家発電設備を持っていたので、電気が点いた。そのわずかな灯りを頼って、近隣の住民200人が避難してきた。老人施設は自然発生的な避難所になったのである。

隣にあった保育園の子どもたちも帰れなくなった。

保育士さんたちが子どもたちを連れて避難してきた。子どもたちの家も流され、保護者も迎えに来られなかった。認知症の人を抱えるグループホームも丘の上の施設を目指してやってきていた。

帰れなくなったこの施設の職員50人ほどが泊ることになった。全部で350人を超える避難者のために、炊き出しをして食事を出した。

しかし、3日もすると米びつは空になった。すると今度は地域の人たちが米を持ち寄って来て、炊き出しに参加した。

救援物資も届きだすと、社会福祉協議会が介護士3人を1チームにして、ボランティアを派遣してくれた。これがすごく助かった、と職員が言う。

水の確保、トイレの大便の処理。介護が必要な人のために、4人部屋を6人で使って、急場をしのいだ。

職員やスタッフもまた、被災者だった。それでも必死になってお年寄りや避難民を支えた。

この頃、「災害関連死」という言葉を耳にするようになった。

震災で直接的に死亡はしなかったが、震災に伴った混乱の中で、弱者であるお年寄りが亡くなっていく。阪神大震災のときから言われていたことだ。

職員は献身的な介護をしたが『あいぜんの里』でも、震災から1か月半で12人が亡くなった。例年なら1年間を通して、亡くなる人は10人にも満たないという。12人の何人かは、「災害関連死」だったと思う。

飲み水が少なくなり、脱水症状になったことが影響しているのかもしれない。この間、普段のようにリハビリや運動する時間が減り、エコノミークラス症候群になり肺梗塞が起きていたのかもしれない。

度重なる余震の中でお年寄りたちは精神的なストレスも抱えていただろう。家族が顔を見せなくなり、自分の家も流されたのではないか、家族が亡くなったのではないか、などと不安にさいなまれていた。

家族の代わりに話し相手になったのが、職員である。その職員たちの努力で、比較的「災害関連死」は少なくすんだはず。感染症も起きなかったことが大きかった。

うちへ帰れなかった保育園の子どもたちは、3日経ってお母さんが迎えにきた。それまで、保育士さんとお年寄りの中で必死に我慢してきた子どもたちは、お母さんの顔を見て初めて泣きだした。

その光景を見てみんなが泣いた。

感動的だった。

5月初旬にデイサービスが再開され、そこに来ていたお年寄りに声をかけてみた。

91歳のチュウジさんは「戦争にも行ったけれど、今回の方がつらい」という。チュウジさんの家も流されていた。

また、家が流され、障害者の夫と共に『あいぜんの里』に逃げ込み、そのまま暮らしている夫婦もいた。体育館の避難所では夫が生活できなかったという。

「この施設は優しくて助かっている。でもこの先、仮設住宅に入れなかったらどうしよう。私たちは生きていけない」

不安はつきないようだ。

85歳のアオイさんの家は、お菓子の卸売りをしていた。その店も流された。

それでもやわらかな笑みをたたえていた。

施設で使うタオルを畳みながらアオイさんが言った。

「なるようにしかならない。毎日丁寧に、みんなに感謝して生きていくだけです」

僕はジーンときた。

地獄のような困難の中に投げだされても東北の人は忍耐強く温かかった。

その2か月後、南相馬の原町第二中学校を訪問した。

体育館は笑いに包まれていた。避難生活をしている人たちに元気になってもらおうと、僕の講演とさだまさしさんのミニコンサートを行なったのだ。

会場には1000人ほどが集まってくれた。音楽と笑いの余韻が残る中、ひとりの女性が声をかけてきた。

女性はこの震災で夫と両親をいっぺんに亡くし、眠れない日々を過ごしていた。

「温かいお風呂に入っても、亡くなった夫に申し訳ないと思ってしまいます。おいしいものを食べても申し訳ないと思うし、笑うなんてとんでもないと思って生きてきましたが、今日だけはすべて忘れて思いっきり笑いました」

去り際に、彼女はこう言った。

「——立ち直れるかもしれません」

彼女は3か月間、どんな思いで過ごしてきたのだろうか。大切な人の死を受け入れていくプロセスはつらく、孤独なものだったと思う。

震災から2年が経った2013年3月10日、僕はNHK震災特集の5時間の生放送番組に出演するため岩手県大槌町にいた。朝早く起きて被災地の街を巡ってみた。街には目に見える復興がどこにもなかった。荒涼とした土地が延々と続くばかり。

ふと目に飛びこんできたのは、ひとりの中年女性がほうきで地面をはいている姿だった。その場所には何もない。津波で流された家のコンクリートの土台をはき清めていたのだ。声をかけた。すると、そこは彼女の実家だったという。

「父と母、そして兄の家族、全部で5人がここで亡くなりました。まだ遺体は見つかっていません」

時間が止まったまま、なのだ。

「私の家も流されました。私たち夫婦は、もう60歳を過ぎていて、新しい家を建てる力がありません。公営住宅ができるのを待ちながら、仮設に住んでいます。寒さはしのげるのですが、隣近所の声が筒抜けで心が休まることはありません」

いまもなおつらい状況にいることが分かった。

「でも暗く考えていても仕方ないので、できるだけ生活を丁寧に送るように心がけています。仮設住宅をきれいに掃除したり、毎日のご飯を心を込めて作ったり、こうして実家に掃除に来たり……。もう何も残ってはいないのですが、ここを掃除しているだけで、少し気が休まります」

言葉が出なかった。

「私はもう年寄りで未来がないけれど、この町が早く復興してほしいと願っているんです。生まれ育ったこの町が好き。１０００を超える人がこの町で亡くなりましたが、次の世代の人たちがこの町でちゃんと生活できるようになることを願っています」

つらい中でみんなが苦しみを乗り越えようとしている。

10　絶望の中を生き抜くために新しい家族ができた

２０１１年は、つながりながら、助け合いながら、必死に生きようようとした年だ。「絆」という言葉がよく聞かれた。

絆は、人と人との断つことができないつながりを言う。

でも、絆は、ときに自由を妨げたりすることもあるので、絆に縛られすぎないようにしたいものだ。

震災後、南相馬市の巡回診療で出会った家族は「おばあちゃんがいるので、置いては逃げられない」と家族で留まる決意をした。

別の家では、寝たきりのおばあちゃんが、息子と嫁に「孫を連れて逃げろ」と命令を下した。自分が足手まといになるので家に置いていけといった。息子は、おばあちゃんの枕元に、たくさんのおむすびを置いて出ていった。

僕は姨捨てなのでは、と一瞬思いかけた。

おばあちゃんが息子を弁護する。

「息子は泣きながらおにぎりを作ってくれた。必ず迎えにくるから、これを食べて生きてくれと言って――」

出ていく家族は、どんな思いだったのだろう。

その後、おばあちゃんは、家から避難所の体育館に連れていかれ、しばらくの間、被災者が面倒を見ていた。

寝たきりのおばあちゃんがいたから逃げられなかったのも家族の絆であり、孫が大切だから私を置いて逃げろというのも家族の絆である。

もちろん、日本中からも支援が寄せられた。世界中から応援に来てくれ、たくさんの絆ができた年でもあった。


寒い冬の日、僕は講演会で群馬県の嬬恋村《つまごい》に行った。

その村の鎌原《かんばら》地区では、自分の田んぼでできた米を持ち寄って寄り合いが行なわれていた。

きっかけは、あるおじさんが「おれの家の米はうまい」と自慢したことだった。

その言葉を聞いて「いや、うちの方がうまい」と何人かが言いだした。では持ち寄っておむすびを食べ比べてみようということになったのである。

当日のテーブルには、おむすびだけではなく、自慢の米を使ったお寿司が目の前で握られた。

おばさんたちは「うちの大豆は最高」とそれぞれの家で収穫した大豆を使った豆

腐を持ってきた。昼食時間の公民館には「自慢」があふれていた。

「温かい村ですねえ」と僕が言うと、村の人が「ここは絆の村なんですよ」と言う。昔、学校の先生をしていたおじいちゃんから、期せずしてその歴史を聞くことになった。

おじいちゃんの話によると、温かさの起源は、1783年の浅間山の大噴火に遡《さかのぼ》る。この年の8月2日から噴火は繰り返し起こり、5日には土石流が発生し、利根川に、この泥流が流れ込んだ。

いまでは観光名所になっている、北軽井沢の鬼押し出しができたときの噴火である。

土石流の時速は100キロ。

嬬恋村は、異様な音と地鳴りに包まれ、気づいたときには、土石流は目の前まで押し寄せていたという。

浅間山の火口から村まで、わずか12分。高台に避難して逃げた人もいたというが、村人のうち477人が亡くなり、残ったのは93人だった。

江戸時代に起きた災害では、一家離散になり、家屋や田畑も失い、困窮から物乞いにならざるをえないことが多かった。しかし、この嬬恋村は違った。

まず、被災直後に近隣の有力な農家が被災者を自宅に収容した。そして、被災地には小屋掛けし、食糧を与え、復旧作業ができるようにと諸道具まで貸し出した。まずは93人が生きられるようにしたのである。

また幕府の援助もいまの政府とは違って迅速だった。9月には食糧代を、10月には金850両の工事代が嬬恋村に支払われている。

そして、近隣諸村の困窮者を人夫として雇った。間髪を入れず雇用の確保と景気の刺激政策を行なったのである。

しかも、生存者93人のために、村を碁盤の目のようにして街道沿いに家を作った。家の裏には、平等に再開発した田畑を配分した。

政府には勉強してほしい。江戸時代にこんなことができていたのに、何やっているんだと怒りたくなる。見事な復旧作業だ。

しかし、もっとすごいのは、残った93人が家系や素性の違いを取り払って、骨肉の契りを結んだことだった。

夫を亡くした妻と、妻を亡くした夫が再婚した。

この家族の再構築は9月24日に7組。12月23日には4組が祝言を挙げている。

この夫婦のために1月には、11軒の家を新築した。

さらに子を亡くした老人に、親を亡くした子を養わせるなどして、93人全員を一族としたのである。

近くに住む庄屋たちは、その門出を祝うために、酒や魚を贈ったという。江戸幕府のスピードも見事、地域や近隣の庄屋たちのリーダーシップも見事だ。生き残った村人たちの団結もすばらしい。

いまの政府では到底《とうてい》できないことを、江戸時代の人々がやってのけたのである。リーダーのやる気と感性が勝負。鎌原地区の人々は、その末裔だ。だからこそ、この街道沿いには復興のときの魂が生き続けているのだ。

「おれの家の米がうまいからみんなに食べさせたい」と酒とつまみを持って集まる。こんな絆が張り巡らされた地域は、ステキだと思った。

携帯電話やパソコンでつながっているだけでは、孤独は癒せない。自分が困難の中にいるときに、話を聞いてくれる人が、傍にいてくれるかどうかが大切なのである。

今回の震災で二人の子どものうちひとりを亡くした、女川町の母親が言った。

「いままで子どもには、どんなときでも、どんな話でもできる大親友をひとり持つことが大事だと言ってきました。でも、今回震災に遭って、あいさつできる隣近所があること、煮物を持っていったり、もらったりする仲間が必要だと気づきました。これからは、たくさん友人がいる方がいいんだよと、子どもに言うつもりです」

国立社会保障・人口問題研究所の調査によると、結婚したいと望んでいる20代から40代の未婚男性は68％だという。

しかし全体の6割は、現在の年収では恋愛も結婚も難しいと回答している。いい仕事がないので、愛する人も作れない。

2030年には、女性の5人に1人が生涯未婚になると予想されている。これを見ると、男性も女性も孤独にさいなまれる人生になりそうだ。

また、現在、単身女性の3割が貧困だというデータも出ている。いつから日本はこんなに、孤独と貧困の国になってしまったのだろう。

人間が生きていく上で、愛する人がいるということと働く場所があるということはとても大事である。

すべてを失った鎌原地区の試みは、働く場と愛する人、両方を生みだしたのだから、理想的な解決策であった。

そして、市民の自治力で作り上げた絆が最大の解決法であることを、いみじくもわれわれに教えてくれている。

第5章

人生の幸せな終え方

1　死に立ち向かう方法はひとつではない

63歳の女性が東京から入院してきた。子宮体がんが、肝臓、脾臓、骨、リンパ節、腹膜に転移していた。2010年の冬、東京の大学病院で厳しい告知がされた。「ここは治療するところですから。残り少ない人生を家族と過ごす方がいいと思います」

彼女は夫と息子、娘と4人で寒空に放りだされた気持ちになった。放心状態の中で、女性が「鎌田先生の病院に行きたい」と言った。

神の啓示かもしれない――家族はそう思ったという。

婦人科医と腫瘍内科医が主治医になった。抗がん剤治療をほどこすかを検討した。だが効果をあげる見込みは少ない。

本人は「無理なことはしたくない」とはっきり言った。

これが大事なのである。迷いながらも、最後はきちんと決めること。どんなことがあっても闘おうと思うときには、自分を奮い立たせて闘えばいい。嫌なときには、嫌なものは嫌だとはっきり言えばいいのだ。

彼女は見事に自分で決めた。僕はいつも、自分だったらどうするかと考える。彼女がもし僕の妻だったら――。自分の妻が「無理なことはしたくない」と言えば、僕はなんと答えるのだろうか、と。

「よし分かった。でも、ここからが勝負。抗がん剤治療や放射線治療はしないけど、できるだけ前向きに生きてみよう。命は不思議だから、何が起こるか分からないよ」

たぶん、そうやって答えるだろう。彼女は、一般病棟から緩和ケア病棟に移った。

緩和ケアの医長と産婦人科の医師二人が主治医になった。この二人と僕は仲良しだ。毎週火曜日、僕ら3人でホスピスを回診している。

「遠くから来ていただいたのに、十分なことができずに申し訳ありません」と僕は言った。

「大満足です。痛みは上手にとってもらって苦しみはありません。好きな絵を描けています。ガーデニング好きなので、病院のグリーンボランティアの人と庭でおしゃべりして、いい空気を吸って、いい時間を過ごしています。でも両足がむくんで重く、象のよう――。その重さで部屋の中にあるトイレにも行きづらいのです」

女性が答えた。

僕は閃《ひらめ》いた。まだしてあげられることがあったのだ。会ったことはないが、佐藤佳代子さんというリンパドレナージの第一人者がいる。すぐに電話をした。彼女はドイツで勉強し、後藤学園附属リンパ浮腫研究所の所長をしている。

いま、日本では15万の人が浮腫で悩んでいるという。乳がんや子宮がん、前立腺がんの治療が終わって、病気は治っているにもかかわらず、リンパ性浮腫で悩んでいる人も多い。リンパドレナージの手技は、まだ保険の適用外だが、「弾性着衣」などが、２００８年から保険適用になったことを医師も患者も知らない人が多い。むくみは仕方ないとあきらめている人も多い。

佐藤さんは諏訪中央病院に来てくれるという。

当日、僕が病室に顔を出すと、彼女はかき氷を食べながらうれしそうに佐藤さんの到着を待っていた。うちの病院のかき氷はとても評判がいい。どんなに食欲がなくなってもみんなおいしそうに食べている。

「看護師に聞きましたよ。ピアノを弾いたらしいですね」と僕が聞くと、「うまくないんですよ。娘とピアノの話になって、ついピアノのある4階まで行って弾いてしまいました。私のために東京からリンパ浮腫の専門の先生が来てくれると聞いただけで、なんだか元気になって、歩けないはずなのに、違う病棟まで行けました」

人間の心は不思議だ。

病状を少しでも改善してあげようと専門家を呼んだだけで心が元気になる。

佐藤さんがやってきた。2時間近くリンパ節を丁寧に刺激していく。溜まったリンパ性浮腫をリンパ管に戻していく。

まるで魔法のような手つきだ。患者も気持ちよさそうにうとうとしている。目が覚めて、付き添っている娘さんに、ニコニコしながら「鎌田先生に、太い足を見られてしまった」と話をした。その夜にも、女性は「こんなに足が細くなったのよ」と笑って夫に話した。

どんな状態になっても、昨日よりちょっと良くなっただけで、うれしくなる。もうやれることはないなんてことはないのだ。生きている限りやれることはある。

彼女はしばらくして亡くなった。

ご主人から手紙をいただいた。

「最後まで希望を持って、濃密な時間を過ごすことができました。ありがとうございました」

彼女は最後の最後まで、自分を失わず、生き切った。

最後まで全力で病と闘い、丁寧に生き、夫と子ども二人に「ありがとう」を伝え、亡くなっていった。人生の幸せな終え方のひとつのカタチを見せてくれた。

亡くなった後、遺品の整理をしていて、彼女がパスポートを取得していたことが分かった。

外国に行きたかったのだろう。ご主人は妻のパスポートを持って外国を旅してきたという。

その後も関東から諏訪中央病院を何度も訪ねてきてくれた。「大切な家族が亡くなった病院など縁起でもない」と避けたり寄りつかないことが多いのだが、最後まで自分らしく生き切ることができると、家族にはとても良い思い出になるようだ。

「ここに来ると、女房がまだ生きているみたいな感じがします」

毎年行なわれる緩和ケア病棟の遺族会にも来てくれた。

必ずやってくる死と徹底的に闘うことを選んでもいい。

この63歳の女性のように死を手なずけてしまい、上手に自分の傍《かたわ》らに置きながら、悠々と最後まで自分らしく生き切るという方法もある。

死に立ち向かう方法は、きっといくつもあるのだろう。

2 死を受け止める予行演習

痛くて、恥ずかしくて、悲しくなる貴重な体験をした。

2012年3月23日、妻のサトさんと二人で、家から30分のところにある八ヶ岳山麓のスキー場に行った。

今年は時間があると福島や石巻に支援に出かけていたので、ほとんど滑る間がなかった。みぞれ交じりの雪の中、シーズン最後のスキーを楽しんだのだが……。

急斜面から緩斜面に入ったところで、重いガサ雪に足をとられた。右足の腓骨粉砕骨折。

即座に長期の入院・安静を言い渡された。だが、スケジュール的にそれは無理。ということで手術になった。その後は車椅子、松葉づえを使った生活を強いられている。

しかし僕の忙しい生活は変わらない。

約束は守らなければいけないから、手術２日目には講演をこなした。もちろん予約外来も普段通りにこなしている。夕方のニュース番組『ｎｅｗｓ　ｅｖｅｒｙ．』にも生出演した。

新潟、東京、長崎、富山、大阪——。サトさんに車椅子を押してもらいながら、どうにかこうにか講演も穴をあけずにすんだ。

そんな中、大変だからこそ見えてきたものがあった。とにかくどこへ行っても、みんな親切なのである。

ＪＲでは、駅に着くと乗り換え先を確認してくれる。

そして乗る電車の車掌から、乗り換え駅の駅員に連絡が行き、ホームで次の駅員が待っていてくれる。

堺に行ったときは、塩尻から特急に乗った。

すでに連絡が入っていた乗り換え駅の名古屋のホームでは、駅員が待っていてくれ、新幹線のホームまで運んでくれた。

新大阪では別の駅員が待機していて、タクシー乗り場まで運んでくれた。どの駅員もみな丁寧だ。しかも事前の連絡はまったくしていなかったのだからすごい。

飛行機はＡＮＡ、ＪＡＬ共に親切だった。

ＪＡＬ機に乗るとき、バスを使って飛行機まで行かなければいけなかったが、車椅子ではバスに乗り込めない。そこでリフト付きの車に乗せてもらい、一般客が乗り込まない反対側の入り口からリフトで持ち上げてもらい無事に着席をした。

どこも完璧なバリアフリーだったわけではない。

中には車椅子ごと乗り込めない乗り物もあった。けれど、粋なサポートが入ることで、障害を持っていても、旅慣れれば、単独でも電車や飛行機に乗ることはできると我が身をもって分かった。

僕は諏訪中央病院の看護専門学校で、３年生に「看護哲学」を教えている。生きるとは何か、死ぬとは何か、支えるとは何か。考えるきっかけを作り、哲学の訓練をする授業である。

２０１０年の新しいテーマは「勇気」。

自らの哲学を持っていたフランス人政治家、ジャン・ジョレスについて講義をしている。ジョレスは、平和を訴え続けたために暗殺された。その3日後（1914年8月3日）に第一次世界大戦が始まっている。

フランス人は、ジョレスを敬愛してやまない。

彼の名を冠した駅が二つ。街や通りにも名が付けられ「もし、ジョレスが生きていたら、どうしただろう？」とよく語られるのだという。

彼は勇気について語っている。「勇気とは自身の欠点を克服し、苦しみながらも重荷とせず、自分の道を行くことである」と。

看護学校の授業で、僕は、凪ちゃんという40代後半の脳性まひの女性を毎年呼んでいる。凪ちゃんは「私の体は不自由だけれど、私は自由だ」と語る人物である。

脳性まひ特有の首や手を不随意運動させながら、時間をかけて苦しそうに次のように話した。

「かつて私は家に閉じこもっていた。厚い壁があった。外に出ること。外に出るためには誰かの応援が必要。特にトイレ。私は両手が使えない。排泄した後、誰かに紙で拭いてもらわなければいけない。いやでいやで……。それでも自由をあきらめることはできなかった。決意して外に出た。恥ずかしかったし、悲しかったし、つらかったけれど、乗りこえた。私は、いま、自由だ」と。

障害と排泄の問題は大きい。

僕も全身麻酔で手術した直後、ベッド上で安静を命じられた。体位を変えるのもままならなかった。もちろん寝ていても尿意を催す。若い看護師さんにオチンチンを押さえてもらって尿瓶《しびん》で排泄した。

恥ずかしかった。しかも、尿意を催しているのに、なかなか出ない。長い間、ずっとその状態だった。

寝たまま排泄するのは、難しいことだと初めて知った。

これからだんだん年をとっていく。

その予行演習をしている気になった。

これからの人生、納得できない、あるいは恥ずかしい、あるいはつらい、あるいは悲しいことがいっぱい起きるはずである。その現実を見ながら、それでも夢を持って生きていきたい。

風ちゃんが畳1畳半もある大きな色紙に絵と書を書いて、僕のお見舞いにやってきた。

手が使えないので、絵や文字を利き足の右足で書く。携帯電話も右足で耳のところまで持ち上げ、スパゲティも右足で食べる。右足が彼女の命綱だ。

その右足が使いすぎで関節炎を起こしギプスになった。途方に暮れたであろうに、目の前にあるのは立派な色紙だ。

「右足が使えなくなり、左足で書いてみたら、なーんだ、書けるじゃん！」

風ちゃんの字が躍っている。

左足で描いた絵か──すごい。

「カマタ先生のブログを読んで、右足骨折をしたのを知った。なーんだ、同じじゃん！　ちょっと同じがうれしくて、くすっと笑った」

風ちゃん、ナイス突っ込み。

ユーモアのあるやさしくて温かい機能障害者である。風ちゃんは看護学生を前にこう言った。

「昨日、障害者でした。今日も障害者です。明日も障害者でしょう」

風ちゃんは自分のハンデを克服し、ジョレスの言う勇気を持って生きている。

いま、僕は下り坂の人生を生きている。

人生の上り坂では、足元しか見ておらず、必死に登るだけ。しかし、下り坂では、視野が開けて景色を楽しむことができる。

下ることに「勇気」を持ちたいと思う。年をとることも死が来ることも「勇気」があれば怖くない。

4か月ほど、車椅子や松葉づえを使って生活したことは、人生を愛し続け、必ず来る静けさの中で死を受け止めていく「勇気」を出す予行演習だった。

3　人生を豊かにしてくれる友

朋友は我が喜びを倍とし、
悲しみを半ばとす

古代ローマの政治家で哲学者のキケロの言葉である。しみじみ、そう感じさせてくれる出来事があった。

僕の母校、杉並区立和田中学校が創立60周年を迎え、保護者の会の広報誌にエッセイを書いてほしいという依頼があった。

僕が和田中学に通ったのは、いまから50年も前のこと。日本全体がまだ貧しかった。ベビーブームで、教室は生徒であふれんばかり。制服を買えない子がいた。卒業と同時に就職する子もたくさんいた。

その母校はいま元気である。

「よのなか科」で日本中の注目を集め、学力もめざましく上がったという。もともとはそんなに優秀な学校ではなく、不良や悪ガキも多かった。

60周年の「よのなか科スペシャル」では、僕の同級生が大活躍。

明治大学大学院で西洋史の教授をしている菊池が中学生を相手に授業をした。菊池とは小・中学の野球部でバッテリーを組んだことがある。

僕は難しいことを簡単に言うが、菊池は簡単なことを難しく言う博識の中学生だった。

もうひとり、講師をしたのが畳職人の市川くん。いまも地元で畳屋を営んでいる。大学教授と職人の友二人が中学生に「よのなか科」の授業をしている光景は、いいなあと思う。

中学時代に得た友だちは生涯の友になっている。

同じ野球部の若林は根っからのキャッチャー。僕はショートで、彼はみんなの尊敬を集め、まとめ役だった。

僕は大学を卒業するとすぐに諏訪中央病院に赴任した。母が早くに亡くなり、家には父ひとりが残った。そんな父を気にかけてくれたのが若林である。

ある日、僕は電話で父とケンカになった。その後、謝ろうと思って電話をかけたが、電話に出ない。

何日もつながらないので、若林に頼んで見にいってもらったことがある。若林は塀を乗り越えて家に入り、父の安否を確認してくれた。

それからもときどき、若林はわざわざ父を招いて食事をふるまってもくれた。若林流の安否確認だったのだろう。

父は最後の10年を信州で過ごし、僕の家族と共に3世代同居をして亡くなった。いまは信州の僕の家の近くの墓地に眠っている。

毎年、命日に僕ら家族が墓参りに行くと、必ずキレイになっている。墓をキレイにしてくれているのは、若林。

携帯に電話をかけて「お前か?」と聞くと「そうだよ」。親友だから確認だけ。それ以上のことは何も言わないが、本当は涙が出るほどうれしい。

若林は本当にすごい男だ。

ベビーブームで急に子どもが多くなったため、大学に入るのが大変な時期だった。若林は大学受験に失敗し、専門学校に入った。

それでもこの男は、生き方が全然変わらなかった。

いつも人の面倒を見る。人が嫌がる仕事を引き受け、成功させていく。誰からも信用される。大口もたたかない。若い人に好きなことをさせ、仕事を円滑にすすめるので、職場の空気も変わる。どんなときでも兄貴然として、後ろの方に控えているのである。

そうして、彼は、一流の大学出がごろごろいる大企業で副社長にまで上り詰めた。

まるごと善人。そんな男だから、僕や僕の家族だけではなく、他の仲間も同じように彼を見ている。

若林という男に出会えたことは僕の宝である。

20年ほど前に、諏訪中央病院に老人保健施設を併設した。そこへ毎年、北海道のカニやイクラ、北陸の鯛やヒラメなど、おいしい魚が届けられるようになった。「カマタがよくやっているから、応援してあげる。お年寄りにおいしい魚を食べさせてくれ」と同級生の宿谷。

食品の会社をやっている。何度も会社を作っては潰し、苦労してきた。ようやく会社が軌道にのったので、特別に送ってくれる。

その魚を使って、地元のお寿司屋さんにボランティアで来てもらい、お年寄りの目の前で寿司を握ってもらう。老人たちは大喜びだ。

菊池も若林も宿谷もみんな野球部で、夢中になって一緒に練習した。

昔のアルバムを開くと、みんな安っぽいセーターやズボンをまとっているがキリリとしていい顔をしている。

親友の存在は人生をカラフルで彩豊《いりどり》かにしてくれる。

4　青春グラフィティ

2012年2月から3月にかけて、僕はイラクとチェルノブイリに支援活動に入った。

どちらの国にも日本からの直行便が飛んでいないため、オーストリアのウイーンでトランジットした。

夕方着いて翌朝には出発しなければいけないのだが、ウイーンに留学している小学校からの同級生、そう、例の簡単なことを難しく言う菊池良生《よしお》にどうしても会いたくなった。

ドイツやオーストリアの文化史を得意とし、これまでにも『ハプスブルク家の人々』『ハプスブルク家の光芒』『イカロスの失墜』など、たくさんの著書がある。

膨大な文献を読み、優れた推察で新たな世界観を築いてきた。

郵便や警察がどうやってできたかの考察もある。

現在は、ハプスブルク家から始まった「検閲の歴史」について執筆している。

ここから、いまの著作権が生まれたのだという。ヤツの大風呂敷は小学生の頃からおもしろかった！

「会いたい」と電話すると、いつもの飄々とした表情で、空港で出迎えてくれた。一緒に来てくれた彼の奥さん曰く「鎌田クンが来ると電話があってから、夜も眠れないほど喜んでいたんですよ」。もちろん菊池は、そんなことはおくびにも出さない。

安くてうまくておもしろいところに連れていくと『エスターハージケラー』というレストランに案内された。

ここは、かの作曲家ハイドンを宮廷音楽士として雇っていた、ハンガリーの有名な貴族のワイン貯蔵庫を改造して作られた店だ。おいしいウイーン・カツレツやソーセージを肴に、ワインを飲んで、刎頸《ふんけい》の友と楽しいひとときを過ごした。

菊池とは、小学校のときからバッテリーを組んだ仲である。

当時、彼はピッチャー、僕はこの頃はキャッチャーをしていた。

みんなから菊池は「おっちん」と呼ばれていた。体もごつく、でかい。

僕も年齢より老けて見られるが、おっちんはケタはずれにオヤジ小学生だったから「おっちん」。

足も速かったが、彼の投げる球は更に速かった。しかし、怖い顔とは違って、気が小さくて本番になると荒れ球になってしまう。どろんとしたカーブも投げられたが、これも決まらない。フォアボールで塁を埋めることが多かった。

おっちんは僕がサインを出してもなかなか首を縦に振らない。

人の言うことをきかない男だった。〝がんばらない〟僕は、サジを投げる。

こんなときは、小指を立てる。好きな女の子のことを考えて肩の力を抜けというサインだ。

それを見て、おっちんが、ニヤッと笑う。

おっちんは、小指から僕たちのマドンナだったマリちゃんを連想するのである。

これで力が抜けたおっちんは、小学生とは思えない剛速球をピンポイントに投げてきた。三球三振。不思議な小学生だった。

僕ら二人は、運動神経抜群だった。

しかし学業の成績は、二番手グループ。

一番はバイオリンを弾く育ちのいい男の子。この子だけモテて僕らは全然モテなかった。

それでも本を読むことにかけては、誰にも負けなかった。

菊池は文学者、僕は詩人だと勝手に思いこんで本を読み漁った。そして大人と議論しても負けないくらい鼻っ柱が強かった。

中学に入ると、試合のピンチでおっちんの肩の力を抜かせてくれたマドンナが、生徒会の役員に立候補するという。それを聞いておっちんは、副会長選に出ると決めた。

学校を良くしたいという思いより、マドンナへの下心だ。

参謀はもちろん僕だ。そして見事当選した。

やがて改選の時期がやってきた。

おっちんは、今度は会長に立候補した。ただただ、女の子にモテたかったから。

男子の票は僕らが押さえていたが、女子の票が足りない。モテない僕らは焦った。

なんとかしようと知恵を絞り、おっちんの似顔絵を描き、横に「この男がすごい」と大書したポスターを作った。それを女子トイレのドア一つひとつに貼った。これで大勝利間違いなしとほくそ笑んだ。

だがあえなく落選。「いやだ〜、ヘンタ〜イ」と敬遠されたのだ。

いまでは、なんとバカなことをしたのかと笑い話だが、当時はまだまだ子どもだったのだ。

僕のエッセイによく登場する、諏訪中央病院の老人たちに十数年間にわたって最高の寿司ネタを送ってくれる宿谷くんと、まるごと善人の若林くん、そして僕。

高校時代に、学校の違う3人が集まって麻雀をしようということになった。

ひとり足りないので、おっちんを呼べという。怖いもの知らずの僕が、彼が通っている立川高校の職員室に電話した。

携帯電話もない時代、連絡するには職員室に電話するしかなかったのだ。僕は親戚を名乗って待っていると、しばらくしておっちんが電話口に出た。

「麻雀するぞ。すぐに飛んでこい」

おっちんは、担任の先生に「家の者が病気になったので帰ります」と早退を告げた。見つかったら停学である。電話する僕も困ったヤツだけれど、先生にウソをついて出てくるおっちんを、みんなは、バカで偉大だと賞賛した。

僕らは徹夜で麻雀をし、飽きると歴史や文学や哲学の話をした。

おっちんは僕以上に難しい本をたくさん読んでいた。哲学者の名前や文学者の言葉、四文字熟語がバンバン飛び出した。かなわない僕は分かったような顔で頷いていた。

2000年、時を同じくしておっちんは『犬死―歴史から消えた8人の生贄』（小学館）、僕は『がんばらない』（集英社）を出した。

感じたことを簡単に言おうとする僕と、簡単なことを難しく書く違いは小学生のときのままだ。互いに全然変わらない。

『がんばらない』はあれよあれよという間にベストセラーになった。おっちんは「オレの本はタイトル通り犬死だよ〜」と言って、二人で大笑いした。

友だちはいいなあ。

僕は職業柄、たくさんの死を間近で見てきた。

死んでいくときは、第１章でも書いたように４つの痛みがあると言われている。

肉体的な痛み。これは多くの場合、オピオイドという医療用の麻薬で痛みを緩和することができる。

次に社会的な痛み。これは自分が死んだら、家族はどうなるのか。やり残した仕事が気がかりだとか、そういう痛みである。

３つ目は、スピリチュアルな痛みだ。自分がいなくなった後、この世はどうなるのか。自分はどこへ行くのか。魂の懊悩《おうのう》である。

そして最後は、心の痛みである。

緩和ケア病棟で、この４つの痛みをなんとか緩和できるように努めてきた。

いつか僕に死が近づいてきたとき、僕の大事な友だちは、この４つの痛みを緩和してくれるような気がする。

この４人がいてくれたら、昔ながらの楽しい雰囲気のまま去っていけそうだ。

笑いがあふれるお別れ会もやってくれそうだし――。

そう思うだけで、死ぬことがちょっとだけ怖くなくなってきた。

オレより先に逝くなよ、悪友たち。

5　オレたちは先が短いから、うまいものを食う権利がある

車椅子のおじさんが身を乗りだしている。うれしそうだ。がんを患っているおばさんは、ハワイアンの音楽に合わせて気持ち良さそうに身体を揺らしている――。

これまで8年間、僕は年に2回、ボランティアで、障害のある人たちと旅をしてきた。春は外国、秋は温泉。

前にも書いたが、２０１１年秋は、東北を助けたいと思い、「鎌田實と東北へ行こう」という2泊3日のバスツアーを実施した。その最後の夜、宿泊先の宮城県松島のホテルに、福島県いわき市の『スパリゾートハワイアンズ』のフラガールたちが駆けつけてくれた。

『スパリゾートハワイアンズ』は、大震災で建物に被害を受け、なんとか10月1日、再開にこぎつけたが、その忙しい合間を縫ってやってきてくれた。

障害者、がん患者、難病を抱えた人たち総勢２５０人は、フラガールのダンスを間近で見られてご機嫌だった。特に車椅子のおじいちゃんたちが異常に盛り上がっ

た。

　1966年、常磐炭鉱の閉鎖でいわきの町は暗くなった。そこで炭鉱夫の娘たちが、町のホテルでフラダンスを始めた。それが評判になり、奇跡的に町は生き返ったのである。

　しかし、またしても3・11の大震災で打ちのめされた。地震、津波だけでなく、見えない放射能とも闘わなくてはならなくなった。絶望の中での再開だが、宿泊予約状況は、震災前に比べ7割減。再びフラガールの活躍が突破口になるのを祈りたい。

　2012年秋は、170人の車椅子の人が集まり、ハワイアンズに3日間の旅をした。

　2011年の統計によれば、東北6県の観光業は、非常に厳しい状況に置かれている。東北観光推進機構の調べによると、主な観光地の入れ込み数は軒並みダウン。宮城県の名刹《めいさつ》、瑞巌寺《ずいがんじ》の4月の集計は前年比8%。ゴールデンウィークの5月も28%というありさまだった。

　福島の会津武家屋敷では、4月は12%に落ち込み、5月は33%の上向きになったが、7月でも36%。前年比192%と大幅に増えたのは、世界遺産に登録された中尊寺だけだった。

9月にはあまり被害を受けていない青森の古牧温泉へ行ったが、超有名な温泉旅館も惨憺たる状況で、お客さんが来ない。少しでも集客につなげようと、毎晩、職員たちの手による、ねぶた祭りが行なわれているが、非常に厳しいという。

その後、山形県の天童温泉にも行ったが、ここもまた閑古鳥《かんこどり》が鳴いていた。

ましてや津波の大被害を受けた宮城県の沿岸部では、客が激減した。

松島で泊った『ホテル松島大観荘《たいかんそう》』も例外ではなく、「一時期は職員の解雇も考えました」と女将《おかみ》。

復興支援に来てくれた警察やボランティアの人たちが泊ってくれたのが、利益にはならないが、ありがたかった。解雇しないですんだという。

松島湾の観光船の船長とも話したが、2〜3人の客を乗せただけの〝松島巡り〟がずっと続いた。高騰した燃料を捨てているような状態で、泣きたいくらい悲しく、毎日うつうつとしていたという。

単なる団体旅行なのに、松島町の大橋健男町長も駆けつけてくれた。

「9月のデータでは、前年の40%くらいには復活しますが、それでもまだまだ厳しい状態です。ぜひぜひたくさんの方が東北に観光に来てほしい」と訴えられた。

しかし今回のツアーを見て、町長も、女将も、船長も喜んだ。

「だって、障害者の方が来られるくらい安全な町というイメージが広がりましたから……」

そんな声を耳にして、ツアーの参加者はみな元気だった。

お土産屋さんで、山のように特産品を買う。中には品切れを起こしてしまう商品もあったほど。

8年間一緒に旅をしたが、いつもの3倍くらいのお土産を買いこんでいた。

例年の松島は、300校ほどの修学旅行生が来るのに、2011年はわずか10校。これでは写真屋さんもやっていけないだろうと考え、旅の3日間、写真屋さんにスナップを撮ってもらい日当を払った。

貼りだされた記念写真を見て、たくさんの人が写真を買い求めた。その様子に「今日は祭りみたいにうれしいです」と写真屋さんが笑う。

みな一様に、明るい表情で「復興支援、復興支援」と念仏のように口にして、買い物に向かっていた。旅をしている側もうれしいのである。

「自分たちはいままで、障害があるので、人様に迷惑をかけて申し訳ないと思って旅をしてきた。しかし今回は、来るだけで地元の方に喜んでもらい、感謝してもらいました」と話す。だから財布の紐もぐんと緩んだのである。

お土産を買い、写真を買い、おいしいものを食べたりすることが復興支援につながるなんてうれしい話ではないか。

僕が見てきた限り、東北の傷はいまも深い。

そしてこれからも長い闘いになるだろう。


このツアーは、東北を応援するツアー。

東京への帰途、福島市の観光果樹園で昼食をとり、ブドウ狩りをしてきた。

福島の観光果樹園は、どこも人がやってこないため、前年の10%にも満たない状態だという。

そこへ、ツアーのバスが5台乗り込んだとあって、果樹園の人々は「バスがこんなに停まったのは、久しぶりだ」と大喜び。ツアーに参加した人たちは、こちらはブドウのおいしさに大喜びだった。

このブドウはもちろん、福島県の検査が行なわれ、食物放射線量の「不検出」の確認もとっている。たわわに実ったブドウの房は見事だった。

正直な果樹園だった。当時は果物は、500ベクレル以下は市場に出してもいい、食べてもいいというのがルールだった。1回検査をした証明書が付いていれば、もう検査をしなくていいのだが、それを敢《あ》えて2回目の検査を実施していた。

その結果、1種類だけ40ベクレルのブドウがあったが、他は全部検出限界以下だった。

見えない放射能に対して、できるだけ〝見える化〟するためには、100ベクレル以下ならOKとするのではなく、100ベクレル以下の数値がいくつなのかが分かることが必要なのだ。

40ベクレルと分かって、それなら食べてもいいと思うのか、それならば食べないと思うのか。どちらの人がいてもいいのだ。

基本的には、たとえ1ベクレルであっても体にいいわけはない。特に子どもは注意した方がいいに決まっている。

車椅子のおじさんが、全種類のブドウを味見した。

「40ベクレルがいちばんうまいなあ〜」

ここで一同大爆笑！　さらにユーモアたっぷりに続けた。

「オレたちは、先が短いから、うまいものを食う権利がある。若い者には、こんなにうまいものは食わさない方がいいな。このブドウを買っていくか」

最初に40ベクレルのブドウが売り切れた。

このおじさんの言葉は、実に奥が深い。福島の人のつらい気持ちを察しているのである。そして若い人たちの健康に気をつかっている。

40ベクレルのブドウが売れ残ったら、果樹園はつらいだろう、とちゃんと分かっている。

年をとると怖いものが少なくなる。足腰が弱って、自由を奪われていくように見えるが、心は逆に自由になる。

見えない恐怖に脅かされて生きなくてもいい。

一年一年、年をとり、死は確実に近づいてくる。

しかし一年一年、一つひとつ束縛を外していけばいい。重いコートを脱いで、だんだん自由になって、裸になっていけばいいのだ。

ちょっとだけ相手のことを考えたり、誰かのことを思い巡らせながら、心は軽快にフットワークを良くする。

どうせ人はいつか死ぬんだから、自分らしく生きてみようか。

この頃そんなことを思うようになった。

もうすぐ65歳。いよいよ怖いものがなくなってきた。

6　葬式は丸投げしない

団塊の世代は約７００万人いると言われている。彼らが寿命を迎える頃は大量死の時代がやってくる。

僕は、団塊世代の真っただ中にいる。

親の死に遭遇した友人たちからは、葬儀の分かりにくさや理不尽さを何度も聞くようになった。戒名料は「院」がつくだけで、100万円もとられたとか、主にお金の話が多い。

他の友人が話しだした。

病院で父の死を看取り、疲れ切っているところに、病院に迎えにきてくれた葬儀社に遺体を任せた。他の会社と比べる余裕はなかった。丸投げのように葬儀の手配をしてもらった。

けっして贅沢な葬儀を考えていなかった。会葬も100人ほどだったのに、請求書が来てびっくり。250万円だった。

それを聞いていた他の友人は「オレのところは300万円だった。自分のときは、こんな葬式はやらないぞ」と憤る。

葬儀社もお寺も、大事な人を失った悲しみと疲労困憊《こんぱい》の状態に乗じて、すべてブラックボックスにしてしまっていると、憤懣《ふんまん》やるかたない。

大手流通企業が、約2000万人のカード利用者を対象に、葬儀を執り行なうサービスを始めた。全国の、その地区の葬儀社と契約していて、一般よりも若干安く、しかも透明性が高いのが受けているそうだ。

宗教学者の島田裕巳さんは『葬式は、要らない』を書いた。しかし、葬式そのものがいらないのではなく、金のかかる葬式はいらないと多くの人が思っている。

面倒なことはもういらないとばかりに「直葬」も増えている。

病院で亡くなると、遺体はそのまま火葬場に送られる。それでも霊柩車と棺、火葬代、お花などが必要で、10万円はかかるという。

またお通夜と葬式を一緒にして「一日葬」というのも広がっている。

こちらは家族や身内の親戚など、少人数で執り行なって、それでも30万円近くはかかるらしい。

少し安いと評判のI社に、親戚が20人で、会葬者が100人の通夜と葬式を依頼すると150万円くらい。これには料理などのおもてなし費用や戒名料やお布施などが入っていないので、また別途かかる。

いやはや死者を見送るのはけっこう大変だ。

僕の親友に住職がいる。既述したように長野県松本市にある神宮寺という臨済宗の寺の高橋卓志さんという。

彼はユニークで「神宮寺は何宗ですか」と尋ねられると「みなの宗です」と答える。どんな宗派でも、誰が来てもいいのだという。

何度か僕は彼の執り行なう葬儀に立ち会ったことがある。

関西から来た胃がん末期の女性が諏訪中央病院で亡くなった。

「神宮寺にお願いしたい」という生前の約束通り、葬式をやってもらった。女性は、生前、高橋住職と話し合い、葬儀の仕方を決めていた。

彼女は不思議と、葬儀方法を決めてから明るくなった。

自分が亡くなった後、どのようになるのかが想像できるようになったからなのかもしれない。

彼女の望みは、手仕事屋きち兵衛さんの曲を葬儀で流してほしいということだった。そのとき住職が粋な計らいをし、きち兵衛さん本人が葬儀に参加して献歌というサプライズがあり、実に感動的な葬儀になった。

94歳、現役の理髪師だったおじいちゃんが亡くなったときには、直前までおじいちゃんが使っていた、革張りの理容椅子に住職が座り引導を渡した。

84歳の画家が亡くなったときには、家族葬をした後、お寺でお別れ会を行なった。「一日だけの個展」と名付けて作品を飾り、ゆかりのある人や友人たちがみんなで、亡くなった画家の絵を鑑賞した。

中でも心に残っているのは、諏訪中央病院の、僕の前任者である、今井澄《きよし》元院長が亡くなったときだ。

すばらしい葬儀だった。住職の読経は極力短く、温かな授戒、般若心経の読経、引導とすすんだ。

その後のお別れの会では、今井先生の友人のオペラ歌手が献歌した。

住職の発案で、今井先生らしいゆかりの品が焼香台に手向けられた。学生運動のときにかぶっていたヘルメット、病院で使っていた聴診器、彼が大事にしていたスキー板など。

先生を近くに感じられて、涙が出た。

彼のお寺で行なわれる葬式の約7割は、事前相談があるという。

どんな葬式がしたいのか。本人や家族の話を聞いて、その人らしいお別れの仕方を常に考えるようにしているという。

僕は病院で、必死に患者さんの自己決定や選択を促してきたが、お寺でもまた、同じことを考えている同志がいたのだ。

２０１２年の暮れ、12月31日の夜中にある男性が亡くなった。

その５時間前、本人から電話が入った。

「もうすぐ死ぬと思うので、後はすべて、よろしく頼みます」

住職は数日の余裕があると思い、「明日、お話を伺いに行きます」と応じたが、急変して亡くなった。

彼は離婚していて、お子さん方も誰も来てくれない。それまでもたったひとりで生きてきたという。お正月は火葬場も開いていない。住職は寺で、供養し続けた。

24時間いつでもいいので、葬儀社に言う前に、お寺に連絡してほしいと住職は言う。夜中でも、枕経《まくらぎょう》をあげに出向いている。

葬式にかかる費用の明細がついていて、公明正大。もちろんお布施には、領収書も出す。

この寺にはホールもあり、ホールと本堂を使っての葬儀が多い。

普通の葬儀と同規模でできるだけ無駄を省くと、費用は2分の1から4分の1になるそうだ。

寺には、抱影塔という永代供養の合祀墓が7年前に作られた。その契約者は、いまでは400人になっている。

「お墓がないのでここでいい」と決める人もいれば、おばあちゃんにいじめられたので「おばあちゃんと一緒の墓に入りたくない」とここを選ぶお嫁さんもいるそうだ。

いろいろな人の気持ちが反映されていて、いいなと思う。

月命日には、必ず住職がお経をお供えする。お盆やお彼岸は、墓に眠っている人の友人や親戚が100人ほど集まる。

亡くなった後も大変な時代になってきた。

神宮寺のようなお寺がない人はどうすればいいのか。

自分らしいお別れにこだわりながらも、無駄な出費をしない方法があるのか。

僕は住職に尋ねた。

「縁起でもないと言う人もいるけれど、お寺と葬儀社と話して、葬儀の仕方を概ね決めておいた方がいい。自分で無駄だと思うことと、いらないと思うことはあらかじめ言っておく。ここにはこだわりたいということも紙に書いて伝えておくといいでしょう」

夫婦で葬儀社と1回話しておくだけで、だいぶ違うし、それなりの温かなお別れをすることができるという。

「葬儀社のいいなりになって、決められたコースで弔うのではなく、派手でも質素でも、とにかく自分の色を示しておくことが大事です」

お別れの形は、いろいろあっていい。

お葬式は、もちろん、亡くなっていく人が主役だ。

他人任せにしないためにリビング・ウイルが大事。生前の意思である。

愛する人の死という悲しみと、それまでの介護でくたくたの疲労の中にいる家族は細かい考えは浮かばない。おまかせ葬儀になりやすい。

生きているうちに、自分の意思をはっきりと表明しておく必要がある。

7　病院で「最後の親子風呂」

僕が住んでいる茅野市には日帰り温泉がたくさんある。

家から5分の所には玉宮《たまみや》温泉『望岳《ぼうがく》の湯』。またすぐそばには遺跡のある尖石《とがりいし》温泉『縄文の湯』があり、癒しとさらなるパワーをもらいによく出かけている。夏はドライブがてら奥蓼科《たてしな》の鄙《ひな》びた温泉宿、『渋・辰野館』を訪ね、紅葉の頃は『明治温泉』と、季節に応じていい温泉に浸かるのが僕の楽しみになっている。

そして冬のこの時期は、スキーと温泉がセットになる。

休みともなれば、朝4時半に起きて原稿を書き、本を読み、7時半には家を出てスキー場に向かう。

『富士見パノラマリゾート』スキー場のゴンドラで山頂に上り、全長4キロのダウンヒルを一気に滑り降りる。これを休みなく3本。

がんばらないなんて言いながら、65歳にしてはかなりハード。10時には近くの温泉『水神《すいじん》の湯』の一番風呂に入り、11時には帰宅する。

講演の仕事で地方に行くときも、近くに温泉があると聞けば、できるだけ足をのばすことにしている。

なにしろ気持ちがいい。それに温泉に浸かると、副交感神経が刺激され血管が拡張する。血液の循環が良くなり血圧も下がる。免疫力も上がる。

温泉に浸かるのはいいことずくめなのだ。

健康上のメリットだけではなく、温泉には「生きてて良かった」と実感させてくれる効果もある。

1974年、僕は東京から蓼科の麓にある諏訪中央病院に赴任した。その頃、ここは脳卒中の多発地域で、寝たきり老人も多かった。中には1年近くお風呂に入っていない重病人もいた。

僕は、とにかく風呂が大好き。

自分が好きだから、風呂を利用したいろんな運動を考えてきた。相手の身になって考える、僕の発想パターンからすると、自分が寝たきりになったら、ときどきは風呂に入りたいだろうなあ、と思って「お風呂に入れちゃう運動」を始めた。

東日本震災のときもそうだ。

震災後3週間目に宮城県石巻市に入ったが、まだ上下水道共に止まっていて、多くの人がお風呂に入れないままだった。

「お風呂だ！」と咄嗟《とっさ》に思った。

そこで僕はブログで「1000人風呂プロジェクト」を立ち上げた。

たくさんの人が被災者の身になって、協力してくれた。特に新潟の中越地震で被災した人たちである。「入浴ボランティアがお風呂を作ってくれて、震災後初めてそのお風呂に入ったときに、何があっても生きようと思いました。先生、そろそろお風呂だな。応援するぞ」と熱心に協力してくれた。

早速、ガレキを燃やすボイラーや大きなテント、風呂おけが送られてきた。

南魚沼地方の行政マンが給水車を1台貸してくれた。この給水車のおかげで、貴重な水の工面ができた。

1000人風呂を、多くの人が喜んでくれた。石巻市長は、これを「希望の湯」と名付けた。2万人がこの風呂に入った。

もうひとつは、市内の寺の境内を借りて「不動の湯」も作った。両方のお風呂は、JIM-NETのメンバーが支えた。

そのとき活躍した女性二人と男性ひとりは、自分の意志で石巻に残った。いまも石巻に住んで長期的な支援を続けている。

お風呂を通して被災者たちと心の交流をし、被災地を離れられなくなった優しい3人。尊い決断だったと思う。

スキー後に、雪を見ながら温泉に浸かっていると、お風呂にまつわる思い出が次々と浮かんでくる。

２００８年、入院してきた30代の末期がんの患者さんもそのひとりだ。

緩和ケア病棟に来たとき、彼には６歳と３歳の女の子、１歳の男の子、３人の子どもがいた。いくつもの有名病院で治療を受けてきたが、治らなかった。彼の夢は、子どもたちと東京ディズニーランドに行くこと。

食事はまったくとれない状態だったが、「お風呂に入ると痛みがやわらぐ」と湯船に浸かるのを好んだ。

その後、彼は夢を実現して、子どもたちをディズニーランドに連れていった。親子水入らずの１泊旅行。彼の顔からは満足そうな笑みがこぼれた。

さらに病状は悪化した。

がんとの壮絶な闘いが始まった。

「子どもたちのために一日でも長生きしたい」

しかし、がんの進行は止まらない。病院スタッフにも彼の痛切な心情が伝わってくる。何かできることはないのか。

３人の子どもたちを愛する彼の安らげる時間は入浴――。

そこで看護師たちがひらめいた。

「お父さんと子どもたちを一緒にお風呂に入れてあげよう」

病院のお風呂で、お父さんと３人の子どもたちがキャッキャッと歓声を上げた。

それは、通常、病院ではありえない光景だった。

病院のお風呂は家族風呂になった。

一番下の子が生まれたとき、彼はすでに闘病生活に入っていた。だから家でお風呂に入れてあげたこともなかったはず。子どもたちを愛おしそうに見つめる彼の瞳――。


このとき僕はつくづく思った。

お風呂は、体を温めてくれるだけじゃない。心を温め、絆さえも強めてくれる。

３人の子どもたちは、きっとお父さんと入った最後のお風呂を忘れないだろう。

彼はずっと死に立ち向かってきた。

若い彼は、助かるためにありとあらゆることをやった。

評判の病院を訪ね歩き、数百万円もかかる免疫療法も試した。しかし大腸がんは、全身に転移しており、その勢いを止めることはできなかった。

それでも、彼がえらかったのは、死から目を背けなかったことだ。

子どもたちに自分との思い出を作ってあげたかったから、子どもたちのために残された時間を必死に生きた。少し良くなると自宅に戻り、子どもたちと一緒に食卓を囲んだ。

具合いが悪い入院中は、子どもたちを病院に呼んだ。炊飯器を使ってお菓子を作り「お父さん、すごい！」と子どもたちを驚かせたりもした。

もちろん、「なぜオレだけがこんな目に」と自暴自棄になるときもあっただろう。恐怖やパニックもあっただろう。短い人生をうらんだりもしたと思う。

悲嘆のプロセスを一つひとつ乗り越えながら、彼は自らの運命を受け入れていったのだと思う。

自身がこの世からいなくなるというスピリチュアルな恐怖からは完全に逃れられないが、小さな子どもたちには最後まで立派な父親の背中を見せ続けた。

亡くなっていくという魂の痛みや恐怖とどう向き合うのか。そのための学びが必要な時代になってきたと思う。

8　泣きながら食べたロールケーキ

静岡から紅白のロールケーキが届いた。僕が筆で書いた「夢」という文字がラベルに躍っている。

なんだ、なんだ……。

添えられていた手紙を読んで納得した。3年前に僕がある青年に宛てて書いた手紙の文面から、その「夢」の文字を無断借用させていただいた、と詫びていた――。

２００７年、静岡での講演会の後、40代半ばの女性が「話をきいてほしい」と僕の楽屋を訪ねてきた。高校生の息子が上咽頭がんで厳しい状態にあるという。僕はお母さんの方が取り乱してしまわないように、静かに話を聞いた。そしてその後、何度か手紙のやりとりをするようになった。

少年の名は、藤田健吾くんという。中学3年生で発病し、高校入学と同時に告知され、自分の状況をすべて分かっていたという。彼は子どもの頃から10年間、サッカー王国、静岡でサッカーをやってきた。病気と闘いながらヨーロッパで行なわれた対外試合にも遠征した。高校受験も果たし、志望校の浜松南高校に入学していた。病気のことはチームメートに伝えていなかった。上咽頭がんは、なかなか手ごわく、治療をしても進行を食い止められない。それでも彼は、他の仲間よりも少しでも長く練習をしようと必死だった。

2年生の3学期になると練習に出てくる回数が少なくなった。顔の奥にもがんが広がり、嗅覚や味覚がなくなり始めた。

3年の4月にインターハイを迎えたとき、部活の先生から部員に健吾くんの病気のことが告げられ、そこでみんなは初めて健吾くんの病気を耳にした。

健吾くんのすごさはここからだった。夏に入院すると部活の仲間が次々と病室にやってきた。

9月末の体育大会にはみんなとお別れをするつもりで、健吾くんは出席した。

この頃には嚥下《えんか》もできなくなっていた。だんだん言葉も伝えにくくなり、転移した骨の痛みはかなりつらかったはずだ。それを我慢し、痛み止めの薬で抑えながら、友だちと会った。友だちと会うことがいちばんの楽しみだった。

夜中に天井を眺めながら夜勤の看護師さんに「死ぬとどうなるの」と聞いた。そして「これってまだ生きてるの」と繰り返した。

厳しい状況の中で、友だちに声をかけた。感謝の言葉だ。

「ナイスラン！　ありがとう」

健吾くんは、ある種の覚悟をしていたのだろう。

さらに状況は悪化した。2007年10月9日、彼はわずか17歳で亡くなった。

その後お母さんから連絡がきた。彼が生前書いていたブログが見つかったという。

《翼を失った鳥はもう飛ぶことはできない／飛べなくなった鳥は鳥である意味がない／しかし鳥をやめることはできない
走れなくなったスポーツ選手は、翼を失った鳥と同じ／しかしスポーツ選手をやめることは可能だ
病気になった人は過酷な人生を受け入れなくてはならない／しかし翼を失った鳥

すごい。僕はこの文章に圧倒された。前向きに生き、なんとかサッカーを続けようと必死にもがいている彼の姿が見えた。実際に抗がん剤や放射線による治療を受け、体が衰弱していても、居残りで練習を続けてまで部活に打ち込んだ。

そしてブログは、

《サッカー部の仲間は、永遠に僕の宝物です。本当にありがとう》

と結んでいた。

亡くなる2か月前、彼はお母さんに感謝の気持ちを伝えた。そして「息子がこうなったことで自分を責めるだろうけど、絶対おれの後をついてきてはダメだ」と指きりをさせたそうだ。

亡くなって5か月後の卒業式。

職員会議の話し合いで、卒業式で健吾くんの名は呼ばないという方針に決まっていた。幼稚園から一緒だったクラスメートは遺影を制服の中に秘めて入場、クラス全員の名前を担任が呼び終えた瞬間、生徒のひとりが「藤田健吾！」と叫んだ。これにクラス全員が「ハイ！」と答えた。この計画は、健吾くんの告別式のときに練られたという。

「健吾を一緒に卒業させよう」

クラスの思いはひとつだった。

時は流れ、2010年。

健吾くんが生きていれば成人式を迎える日。健吾くんの友人たちは3年経っても彼を忘れていなかった。新成人で作る実行委員会は、成人の集いに、ご両親を招待した。そろって成人式を迎えたいと実行委員たちの中から「招待」は自然にわきでた話だという。

ご両親は、そのお礼に全成人105名に紅白のロールケーキを配った。このケーキの箱に、僕が毛筆で書いた「夢」の字が使われたのだ。光栄なことだ。

「健吾はサッカー選手になりたがっていました。代わりに夢をつかんでください」

両親からそんなメッセージが添えられていた。

健吾くんの人生は短かった。しかし、友人たちの心には深く根ざして生きてきた。きっと彼らは、後悔なしで前向きに生きることを健吾くんの生きざまから学んだのだ。若者の死は特に悲しい。耐えられない悲しみがあふれる。大往生なんて言葉はとてもじゃないが使えない。

それでも精一杯生きた「生」は、長い時間をかけて、健吾くんの仲間たちが、健吾くんの死を忘れず、支え続けることによってみなの心の中で納得できるときが来る。命は長さだけではないのだ。

僕は何度も手紙を読み返し、泣きながらそのロールケーキを食べた。

9　立っておしっこができなきゃ、菅原文太はダメなんだ

僕にとって菅原文太さんは憧れの大スターだ。

大学時代、年間150本近くの映画を観た。

いつも3本立ての名作映画館。ゴダールの『気狂いピエロ』やアンジェイ・ワイダの『灰とダイヤモンド』など、ヌーベルバーグの映画を観ながら、一方で『仁義なき戦い』『まむしの兄弟』『トラック野郎』シリーズなども手当たり次第観ていた。

近作では『わたしのグランパ』や『バッテリー』などももちろん観ている。

これまで、文太さんのラジオ番組に何度か出演し、僕が『幸せさがし』（朝日新聞社）という本を出したときには雑誌で対談もした。

僕のことを気に入ってもらえたみたいで、何度も豪華な店で食事をご馳走してもらった。

いつも呼ばれてばかりでは心苦しいので、今度は僕がご招待した。開高健が愛した銀座のフランス料理店『シェ・ルネ』。

この店は町の食堂みたいな雰囲気だが、おいしい素材を活かして料理してくれる。

文太さんはここの料理を気に入ってくれて、僕よりも足繁く通うようになっていた。店の主人に「最近、文太さん来てますか」と聞くと、「忙しそうで、お見えになりませんよ」と笑う。

その店もご主人が高齢になったため、閉店した。そこで、僕は新しい店を開拓し、そこにお連れした。

築地の交差点近くにある『ボン・マルシェ』。築地の新鮮な魚を使ったイタリアンで、なかなかの味だ。この店も文太さんは気に入ってくれた。

しかし、山梨県北杜《ほくと》市で農業生産法人を営み、若者たちと野菜を作っている文太さんは「野菜はうちの方がうまいな」と言いだした。

店は「ぜひ、使ってみたい」と交渉し、ついにこの店で文太さんの野菜が食べられるようになってしまった。そんなことから、いまでは僕よりも文太さんの方が、この店の常連になった。

数年前、文太さんから連絡があった。膀胱がんがあって内視鏡で上手に切除してもらったのだが、病理診断の結果、悪性度を示す異型度はいちばん悪いタイプだった。

がんの進達度は、筋層の半分以上に浸潤している。腫瘍の大きさは3センチ。他への転移はない。膀胱を全摘出するよう医師からすすめられた。

「おしっこの袋をぶら下げなければいけないのが嫌だ。菅原文太は立っておしっこができなきゃダメなんだ！」

そこで僕は膀胱を摘出しないで、温存療法が可能かどうか、専門医に相談した。

その頃、筑波大学の泌尿器科教授だった赤座英之医師に依頼し、ここで動脈に直接抗がん剤を投入する3回の化学療法と、陽子線を使った放射線治療を行なった。

陽子線治療は、ピンポイントでがん細胞を照射することができる。日本では、この治療を行なえる場所は、全国で10か所ほど。保険はきかないので、1回250万～300万円くらいかかる。この治療で、文太さんのがんはすべて消えた。

命を長らえることを大事にすれば、膀胱の全摘出を文太さんは選んだはずだ。しかし文太さんはQOL（クオリティ・オブ・ライフ）を大事にした。毎日の生活の質である。

「立っておしっこができなきゃ、菅原文太はダメなんだ」

いい言葉である。

おしっこの袋をぶら下げてまで生きたいとは思わなかった。

絶対的な正解なんてない。

大事なのは、自分流で選ぶことである。

とりあえず、菅原文太は立っておしっこすることを選んだのだ。この覚悟、僕はけっこう気に入っている。

そんなことがあったので、ずっと文太さんの健康状態を心配していた。

2010年8月に「喜寿」のお祝いを開くから、とお誘いを受けた。が、その日は、チェルノブイリに行っている。僕は思いきって、北杜市を訪ねた。

「日本は無限に経済成長し続けると信じているみたいだ。そういう流れはもういいな。自分は小さな流れの中で丁寧に生きていきたい。大地だって農薬や化学肥料漬けで、息も絶え絶えだ。通りがかりの若者が荒れた農地を見て、自分が農業をやってみようかと思ってくれるといいのだが……」

と文太さん。

残念ながら日本の法律では、素人が農地を借りたり、手に入れたりすることは簡単ではない。そこで若者にチャンスを与えるために法人を作ったと話す。潰れた民宿を買い取り、6人の若者が共同生活している。

荒れ放題だった木を伐採し、土づくりから始めた。

いまはビニールハウスにベビーリーフが成長している。きれいだし、うまそうだ。ハウスの前には虫除けのマリーゴールドが植えられていた。

疎開先の宮城県栗原市とこの北杜市で、田舎暮らしは2度目らしい。

「まっとうじゃない暮らしをしてきたから、死ぬ前くらいはちょっとだけマシなことしないとね、アッハッハ」

そうやって作った野菜は、築地の店を始め、いまや全国に出荷するまでになった。文太さんは奥さんと二人で、我が家の岩次郎小屋にも遊びにきてくれた。ベランダで一緒にお茶を飲み、そして言った。

「先生がここを拠点にして仕事をしているのがよく分かる。自然に囲まれた本当に気持ちのいいところだねえ」

それから数か月後、大震災が起きた。

僕が被災地に通っていると、文太さんのニュースが飛びこんできた。クランクインする予定だった映画『東京家族』の主演を辞退したというのだ。

「仕事もなくし、住みかもない人がたくさんいるのに、のんきに映画を撮ってる場合じゃない」

というのが文太さんの決断の理由だった。

2012年夏、文太さんから電話が入った。

「カレーが食べたいな。先生が自慢していた蓼科のカレーだよ」

1年も前にカレー自慢をしたのだが、それを覚えていた。あれ以降、気になって気になって仕方がなかったのだという。

そのカレーというのは、僕が遺言の下書きに葬式で出してくれと頼んだ『ナマステ』のカレーだ。

葬式で列席者をあっと言わせるために、それまで友人を連れていったことはないのだが、文太さんの頼みである。連れていかないわけにはいかない。

はたして、文太さんは、蓼科にやってきた。

またもや、ここのカレーが気に入ったようである。その後も電話してきては「あのカレーまた食べたいな」と言う。

最近になって、また文太さんに驚かされた。

『いのちの党』という団体を立ち上げたというのだ。この国が、子どもたちの命や自然を大切にする国であってほしいと願ってこの名前の党を作った。

ファックス送るから、思いを読んでくれという。

「自殺者、特に若い人の自殺が減らず、子どもへの親の虐待が増加し、むごい事件を引き起こしている現実や、福島の原発大事故の被災者たちの暗転した人生を想像するとき、国民が見出した答えは、物ではなくいのちを尊ぶ社会、金ではなくいのちこそ大切にされる社会の構築です。これまでのように貪欲に便利さや快適さ、物への欲望を満たそうとすれば、ツケはいのちを犠牲にして支払う羽目になることに国民はきがついています。(中略)何もしなくて良いのでしょうか。いのちを大切にする『いのちの党』が国民の中から生まれ、多くの見えざる手が結ばれることを願います」

その後「鎌田先生にも、子どもたちの命を守るために働いてもらわなきゃいけないな」とクギをさされた。

「党なんて名がついていますが、僕は政治には参加しませんよ」

「分かっている、分かっている。悪党の党だ。世直しは悪党がするもんだ。先生も悪党のひとりとして参加してくれ」

ほかならぬ文太兄ィの言うことだ。これには逆らえないなあ。

進行がんの手術を拒否することも、映画出演を辞退することも、79歳で「命」にこだわろうと新しい動きを始めたことも、すべていつか来る死を見据えた行動だろう。

限りある時間を精一杯生きようとしている文太さんの覚悟は、やっぱりかっこいい。

菅原文太はいまも熱い。命や弱い人のことや自然のことを考え続ける。僕の勝手な想像だが、彼は人生の幸せな終え方をちゃんと手に入れているように思う。

人間は必ず死ぬということを理解している人は強いと思った。

おわりに

フランスの哲学者ミシェル・ド・モンテーニュはいまから四百数十年前『随想録』の中に死についていくつもの言葉を残した。
「どこに死が待っているかは分からない」「死を学んだ者は屈従を忘れ、死の悟りは、あらゆる隷従と束縛からわれわれを解放する」——そう、死を学べば自由になれるのだ。

自由のためには、胃ろうも人工呼吸器も、僕はいらない。
でも、つけたい人はつければいい。
それこそ自由なんだ。
大事なことは、メメント・モリ。
死を想え。死を学べ。いつか、きっと、死は怖くなくなるだろう。

まるごと一冊「死」について書いてきたが、会葬礼状を用意してないことに気がついた。

どうせなら自分で準備しておこうと思った。


「知らないうちに死んじゃいました。

いつも行きあたりばったりで生きてきて、〝いよいよ死にます〟と連絡するのが遅れました。あなた様から『まだ死なないで』なんて言ってもらいたかった。

最後にお会いできず、残念。

お忙しい中、私の葬儀に来てくださり、心から御礼申し上げます。

行き届かないところが多かったでしょう。家族も疲れているのでお許しください。

できるだけ葬式らしくない葬式にしました。僕の最後のわがままをお許しください。

本当に長い間のご厚情に、心から感謝、感謝、感謝。

あなたのことをあの世で待っていません。僕は勝手に楽しくやっています。

命は一回だけですから、ぜひみなさんはこの世を、まだまだお楽しみください。

本当に、最後の最後のサヨウナラです。サンキュー、グッドバイ。鎌田 實」


僕は医師としてたくさんの生と死を見てきた。僕は医師としてたくさんの生と死を支えてもきた。病院の中でも、被災地でも、自分の家族や友だちのように彼らを思い、支えてきた。

とりわけ震災以降、死について何かまとまったものを残したいと、切に考えるようになった。僕自身が65歳になり、そろそろいろんな、店閉まいのための準備を始めたこととも関係しているかもしれない。

この本が読者のみなさんにとって、ご自身の生と死を考えるときに「ああ、こういうふうに受け止める方法もあるのか」とヒントになればこれ以上の喜びはない。


最後に、書名は試行錯誤の末、『大・大往生』にした。なんなの、これ？　と思った方も多いと思う。僕は永さんと親しく、お付き合いをさせてもらってきた。採血するのもイヤ、レントゲンをとるのもイヤ、とダダをこねる永さんが、3年ほど前まで、東京からわざわざ、諏訪中央病院に検査にやってきてくれていた。永さんから学ぶことは多かった。

永さんのすごさは重々、分かっている。永さんの『大往生』という本のすごさも分かっている。文化放送の『日曜はがんばらない』のゲストに来てくれたときに、おそるおそるお願いをした。いまこそ、どうしても、明るく死を語ってみたい。「大往生って言葉、ちょっと拝借してもいいですか」「帯に言葉をいただけないでしょうか」。困ったヤツだというような顔をして、笑ってくれた。

本当にゲラを読んでいただけた。

「鎌田實という音楽家は、医者でもありエッセイストでもある。この本を書いて出かけた先はアフリカ。生命の誕生がテーマ。鎌ちゃんと呼びにくくなった」「『がんばれ』といいながら、がんばらないのは売名です。鎌田實先生が『がんばらない』といいながら、がんばっているのは芸です」「僕、昔、『大往生』という本を書きました。『大・大往生』は犬が死んだのではありません。『大往生』が〈大昔〉になったのです」「がんばって読んでください。がんばらないで読めます」

笑ってしまった。すべてお見通しだ。

このネーミングにこだわったのは、僕の連載を読んでくれているファンの読者が、「鎌田先生の連載に出てくる人たちは、たとえ亡くなっても、なにかしらユーモアがあり、温かな余韻が残る」と言ってくれたところから、このタイトルで、丸ごと「死」の話の本を作ろうと思った。

いつか来る避けられない現実として、死を受け止めることで、むしろ生が充実してくるはずと考えて、医師としての仕事をしてきた。もちろん、この本には、けっして大往生で亡くなったわけではない方も多く登場する。そういう方たちの無念さもすべて分かったうえで、やはり、人間はいつか死ぬ運命にあるのだから、少しでも幸福な最期を迎えてほしい、という願いを込めたつもりである。

多くの作品は『週刊ポスト』の「ジタバタしない」の連載を大幅に書き直した。小学館の編集担当の松本幸則さんとフリーライターの樋田敦子さんに、熱い熱い応援をもらった。この本がひとりでも多くの人の手に渡り、その人たちの心を動かすことができたらいいなと願っている。

［初出］

2010年1月より『週刊ポスト』連載中の「ジタバタしない」から抜粋したテーマに大幅な加筆修正を加えたものです。

なお、年齢、データなどは週刊ポスト掲載当時のままとしています。

鎌田 實
（かまた みのる）

［著者略歴］

1948年6月28日東京生まれ。東京医科歯科大学卒業後、長野県の諏訪中央病院に赴任。現在、同病院・名誉院長。TVコメンテーター、講演などを積極的にこなす一方、チェルノブイリの子どもたちや福島原発事故被災者たちへの医療支援などにも取り組む。主な著書に『がんばらない』『あきらめない』『「がんばらない」を生きる』『がまんしなくていい』などがある。

大・大往生

2013年7月3日　初版第1刷発行

著　者　鎌田 實

発行者　糸田昌志

発行所　株式会社 小学館

〒101-8001

東京都千代田区一ツ橋 2-3-1

電話　編集　03-3230-5966

販売　03-5281-3555

印刷所　萩原印刷 株式会社

製本所　株式会社 若林製本工場

JASRAC 出1307194-301

©Minoru Kamata 2013 Printed in Japan.

ISBN 978-4-09-379846-4

製本には十分注意しておりますが、印刷、製本など製造上の不備がございましたら「制作局コールセンター」（フリーダイヤル0120-336-340）にご連絡ください。

（電話受付は、土・日・祝日を除く9:30〜17:30）

Ⓡ〈公益社団法人日本複製権センター委託出版物〉

本書を無断で複写（コピー）することは、著作権法上の例外を除き、禁じられています。

本書をコピーされる場合は、事前に日本複製権センター（JRRC）の許諾を受けてください。

JRRC〈 http://www.jrrc.or.jp　e-mail:jrrc_info@jrrc.or.jp　電話 03-3401-2382 〉

本書の電子データ化等の無断複製は著作権法上での例外を除き禁じられています。

代行業者等の第三者による本書の電子的複製も認められておりません。